"十四五"国家重点出版物出版规划项目

国家临床医学研究协同创新战略联盟权威推荐

健康中国·疾病管理丛书

老年综合征

管理手册

主编 奚桓 施红

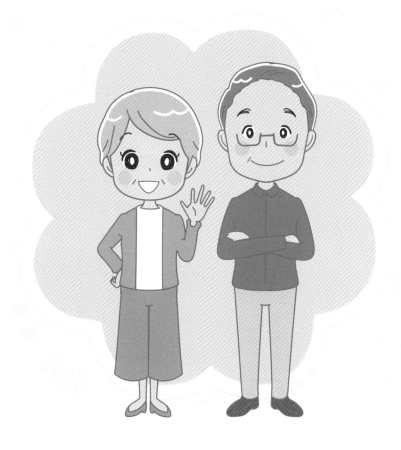

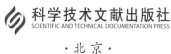

科学技术文献出版社
SCIENTIFIC AND TECHNICAL DOCUMENTATION PRESS

·北京·

图书在版编目（CIP）数据

老年综合征管理手册 / 奚桓，施红主编. —北京：科学技术文献出版社，2024.4
ISBN 978-7-5235-1211-1

Ⅰ.①老… Ⅱ.①奚… ②施… Ⅲ.①老年病—综合征—防治—手册
Ⅳ.① R592-62

中国国家版本馆 CIP 数据核字（2024）第 054695 号

老年综合征管理手册

策划编辑: 蔡　霞　邓晓旭　责任编辑: 蔡　霞　陈　安　责任校对: 张永霞　责任出版: 张志平

出　版　者　科学技术文献出版社
地　　　址　北京市复兴路15号　　邮编　100038
编　务　部　（010）58882938，58882087（传真）
发　行　部　（010）58882868，58882870（传真）
邮　购　部　（010）58882873
官　方　网　址　www.stdp.com.cn
发　行　者　科学技术文献出版社发行　全国各地新华书店经销
印　刷　者　北京地大彩印有限公司
版　　　次　2024 年 4 月第 1 版　2024 年 4 月第 1 次印刷
开　　　本　710×1000　1/16
字　　　数　142 千
印　　　张　14.25
书　　　号　ISBN 978-7-5235-1211-1
定　　　价　59.80元

健康中国·疾病管理丛书
编委会

《老年综合征管理手册》
编委会

主　编

奚　桓　施　红

副　主　编

李　晶　苏　闻　纪立伟

编写秘书

袁　莹

编　委（按姓氏笔画排序）

马欣昕　王　宇　王　薇　王　鑫　王丹丹　母艳蕾

朱愿超　刘　洋　刘　蔚　刘君萌　刘慧菁　纪　泉

纪立伟　苏　闻　李　晶　李　毅　李淑华　杨　弋

何　婧　沈　姞　张　洁　张耀南　陈　彤　武文斌

施　红　袁　莹　奚　桓　黄剑锋　常鑫淼　程　玮

廖基灵

绘图：张宇彤　北京蓝调雨桐雕塑文化有限公司

　　　邹宏明　北京蓝调雨桐雕塑文化有限公司

健康中国·疾病管理丛书
总序

　　健康是促进人的全面发展的必然要求，是人生命之所系，是全体人民的最大财富。一人健康是立身之本，人民健康是立国之基，对中国极具现实和长远意义。习近平总书记在全国卫生与健康大会上强调，没有全民健康，就没有全面小康，要把人民健康放在优先发展战略地位，努力全方位全周期保障人民健康。为积极应对当前突出健康问题，采取有效干预措施，进一步提高人民健康水平，中共中央、国务院制定《"健康中国2030"规划纲要》，从"五位一体"总体布局和"四个全面"战略布局出发，对当前和今后一个时期更好保障人民健康做出了制度性安排。党的二十大再次强调推进健康中国建设，明确指出人民健康是民族昌盛和国家强盛的重要标志，把保障人民健康放在优先发展的战略位置。

　　习近平总书记在科学家座谈会上将"面向人民生命健康"列为科技工作的"四个面向"之一，为我国医学科技工作提供了根本遵循。历史和现实都充分证明，卫生健康事业发展必须依靠科技创新的引领和推动，保障人类健康离不开科学发展和技术创新。在中国科学院第十九次院士大会、中国工程院第十四次院士大会上，习近平总书记提出，中国要强盛、要复兴，就一定要大力发展科学技术，努力成为世界主要科学中心和创新高地。党的十八大以来，为推动医药卫生科技事业发展，我国着力完善国家创新体系，国家临床医学研究中心作为国家级科技创新基地形成系统布局，在集聚医学创新资源、优化组织模式等方面发挥了积极作用，是卫生与健康领域贯彻落实全国科技创新大会精神的重要举措，整体推进了我国医学科技发展、加快了医学科技成果临床转化和普及推广。

科技创新是科学普及的源头所在，科学普及是科技创新成果的最广泛转化，开展科普可极大推动科研的进步与创新。习近平总书记强调，"科技创新、科学普及是实现创新发展的两翼，要把科学普及放在与科技创新同等重要的位置"。健康中国战略提出，科学普及健康知识，提高全民健康素养水平，是提高居民自我健康管理能力和健康水平最根本、最经济、最有效的措施之一。

为进一步加强健康科普内容的开发与传播力度，提升民众健康素养，促进科技创新，由科技部、国家卫生健康委、中央军委后勤保障部和国家药监局等部门牵头，国家临床医学研究协同创新战略联盟秘书长单位（首都医科大学附属北京友谊医院）组织，联合各国家临床医学研究中心编写出版"健康中国·疾病管理"丛书。

丛书充分发挥各国家临床医学研究中心的特色及学科优势，由多名院士、院长及知名专家领衔编写，聚焦人民群众常见的健康及疾病问题，以常见病种为单位，独立成册。每本书深入浅出地从预防、诊断、治疗、康复和问答等 5 个方面介绍了疾病相关知识，使读者可以充分了解疾病，建立科学健康观念，做到疾病的早预防、早发现、早诊断、早治疗，改善疾病预后，延长健康寿命年，更好地享受健康幸福生活。丛书注重科学性、实用性及原创性，力争成为国家临床医学研究中心彰显前沿、科学、权威形象的重要窗口以及公众获取健康科普知识的有效渠道。

未来，各国家临床医学研究中心将不断编写分册，纳入更多疾病种类，使更多读者受益。希望相关机构可以紧追信息化时代潮流，利用移动端、电视、广播、互联网等平台，广泛促进"健康中国·疾病管理"丛书在学校、社区及农村的传播，多层次、多渠道地惠及广大公众，帮助其树立科学、先进的健康理念，掌握科学的健康方法和知识，推动健康科普知识的全民普及，共享科技发展成果。

本丛书凝聚了各国家临床医学研究中心、各位专家学者和科技工作者的智慧、经验和汗水，借此机会向你们致以衷心的感谢和诚挚的敬意！站在中国发展进程的关键时期，我们迎来"十四五"规划的新征程。

"十四五"是我国开启全面建设社会主义现代化国家新征程的第一个五年，更是推动我国科技创新及卫生健康事业高质量发展的重要历史机遇期。希望医学科普工作立足前沿，坚持发展创新，为推动健康中国建设、实现中华民族伟大复兴的中国梦贡献更大的力量！

科技部社会发展科技司

2023 年 2 月

健康中国·疾病管理丛书
推荐序

2021 年 3 月，习近平总书记在福建省三明市调研时指出，健康是幸福生活最重要的指标，健康是 1，其他是后面的 0，没有 1，再多的 0 也没有意义。"健康是 1"彰显了中国共产党始终不变的"为中国人民谋幸福，为中华民族谋复兴"的初心使命，饱含着以习近平同志为核心的党中央"始终把人民生命安全和身体健康放在第一位"的深沉真挚的人民情怀。

为进一步科学普及健康知识，提高全民健康素养水平，由科技部、国家卫生健康委、中央军委后勤保障部和国家药监局等部门牵头，国家临床医学研究协同创新战略联盟秘书长单位（首都医科大学附属北京友谊医院）组织，联合各国家临床医学研究中心编写"健康中国·疾病管理"丛书。

丛书由各领域知名专家领衔编写，聚焦人民群众常见的健康问题，根据常见病种分类独立成册，充分发挥各国家临床医学研究中心的特色及学科优势，从预防、诊断、治疗、康复和问答等 5 个方面介绍疾病相关知识，使读者可以充分了解疾病，树立健康观念，做到早预防、早发现、早诊断、早治疗，为改善疾病预后、延长健康寿命年提供了重要参考。

丛书凝聚了各国家临床医学研究中心及各位专家学者的智慧、经验和汗水，在此向你们致以衷心的感谢和崇高的敬意！站在"两个一百年"的历史交汇点上，相信医学科技工作者能够立足前沿，坚持发展创新，为推动健康中国建设、实现中华民族伟大复兴的中国梦贡献智慧和力量！

中华医学会会长

中国科学院院士

北京协和医院名誉院长

2023 年 2 月

序

　　我国是世界上老年人口最多的国家，也是人口老龄化速度最快的国家之一。党和政府为积极应对人口老龄化，提出了明确要求：加强顶层设计，完善政策制度，及时、科学、综合地应对人口老龄化。

　　老年医学学科是适应老龄化社会需求的新兴学科，是预防和治疗老年相关疾病及问题的有力工具，建立老年医学科是应对人口老龄化的重要举措。老年医学科的任务和目标是：最大限度地维持和恢复老年人的功能状态，维持老年人身心健康，为老年人提供高质量的医疗保健服务和充分的社会照护，使老年人健康长寿。

　　北京医院作为国家老年医学中心和国家老年疾病临床医学研究中心，多年来在老年医学相关基础及临床研究、老年常见病及疑难危重症诊治、老年健康与疾病科普教育等方面有着丰富的经验。此书汇集了北京医院众多老年医学领域的专家，聚焦伴随增龄出现的衰老问题所致的器官功能下降，以及由此造成的老年人身心健康损害、生活质量下降、预期寿命缩短的老年综合征。希望此书能够帮助广大老年朋友了解自身的特点，做好健康管理的第一守护者。

前　言

　　我国已全面进入老龄化社会。老年群体是一个特殊的社会群体，身体、心理和社会等诸多因素共同影响着老年人的健康。老年人往往不只患有一种疾病，通常是多个系统的问题合并存在，加之器官老化、机能下降、功能受损明显，常处于衰弱的状态，对社会支持的依赖度增高。而在多种致病因素或疾病影响之下，疼痛、跌倒、失眠、营养不良、衰弱、认知障碍、抑郁等问题就会随之而来，这些问题严重损害老年人的生理功能和心理健康，影响老年人的生活质量，缩短老年人的预期寿命，我们将这些对老年人有重大影响的症状与问题统称为老年综合征。

　　老年综合征的发病率随年龄的增长而增加，老年综合征既可随增龄性衰老而独立存在，也可以与老年期疾病同时或先后存在，老年期多种疾病叠加、协同加速了老年综合征的发生和发展，恶化了疾病预后。但是老年综合征的概念、特征表现、如何筛查、怎样预防诊治，需要广大的医务工作者及老年人本身加强认识、注重预防、延缓发展、积极诊治，以期最大限度地维护好老年人身心健康，提高老年人生活和生命质量，维护老年人尊严和权力，使老年人健康长寿。

　　本书包括老年综合征概述，老年综合征筛查与综合评估，常见老年综合征防控管理等内容，详细阐述了衰弱、肌少症、营养不良、认知功能障碍、老年焦虑症抑郁症、帕金森病、谵妄、睡眠障碍、头晕、晕厥、跌倒、排尿障碍、排便障碍、压力性损伤、吞咽困难与误吸、慢性疼痛、视力障碍、听力障碍、骨质疏松症和骨质疏松性骨折、骨关节炎、老年共病、多重用药等常见老年综合征，并从特点、表现、防控管理及诊治方法做了详细介绍。

本书第一次以科普的形式介绍专业性的问题，鉴于经验和水平不足，尚有疏漏和不妥之处，敬请各位读者批评指正！

目 录 ·························· CONTENTS

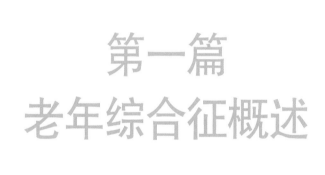

第一篇
老年综合征概述

人的一生好比爬山，从婴幼儿开始到青年、中年，智力和体力都随着生长发育，通过学习锻炼而从低到高到达一个高峰，然后随着年龄的增长逐渐衰老，智力、体力开始下降，身体逐渐出现一些不适，开始罹患某些慢性疾病，且这些不适和疾病可能会逐渐累积、加重，对老年人的生活造成很大影响，甚至最后导致多器官功能衰竭而离世，这就好比下山。老年综合征就是在这个"下山"的过程中出现的。

什么是老年综合征？

在公元前，罗马共和国时期，即有人认为年龄的增长本身就是一种疾病。随着现代医学的发展，根据解剖关系建立了以不同器官系统为基础的专科，如以呼吸系统为主的呼吸内科、以循环系统为主的心血管内科，在专科疾病诊疗中注重的是疾病本身对机体的影响，常忽视年龄增长所致的衰弱对机体和疾病共同产生的影响。随着全球老龄化的到来，大家对老年人这个群体的关注日益增多，发现在老年人中，存在用专科疾病无法合理解释的临床表现，比如老年人的肺炎早期可能无明显的咳嗽、咳痰，却以精神差、食欲下降，甚或跌倒为首发症状；老年人常主诉越来越无力，走不动路，吃不下饭，头晕脑胀，精神越来越萎靡，这些症状有的并没有证据表明是器质性疾病所致，但却给老年人的身体状况及生活能力造成了极大影响，我们把这种发生在老年人中而不能归类于某类疾病的临床问题，叫老年综合征，并强调老年人常见临床问题有其特殊性。老年综合征的发病率随年龄的增长而增加，老年综合征既可随增龄性衰老而独立存在，也可与老年期疾病同时或先后存在，老年期疾病叠加、协同加速了老年综合征的发生和发展，恶化了疾病预后。老年综合征其特征、预防、诊治与照护技术跨越基于器官系统划分的传统专科，我们要给予高度重视，并积极防控。

老年综合征包括哪些问题？

常见的老年综合征包括运动障碍：稳定性差，跌倒、帕金森病、骨关节病、压疮；心理障碍：焦虑抑郁、睡眠障碍、痴呆、谵妄；感觉障碍：视力障碍、听力障碍、味觉障碍、慢性疼痛；排泄障碍：便秘、大便失禁、尿失禁；营养障碍：吞咽困难、营养不良、衰弱、肌少症；其他障碍：头晕、晕厥、骨质疏松，还有如多重用药、虐待、医源性问题等。也就是说老年综合征是伴随衰老而出现的一系列身体结构和功能连续不断地丧失，出现连续不断的不能性症状，如不能行走、入睡、视物、听音、排便、排尿、进食、吞咽等表现。白居易曾在晚年感慨"眼涩夜先卧，头慵朝未梳。有时扶杖出，尽日闭门居"，意思是年岁大了，眼睛干涩、视物模糊，就算早睡也晨起疲惫，先是走路不稳要拄拐杖，然后就是久居家中长期卧床。这对应的就是视力障碍、睡眠障碍、衰弱或肌少症。

老年综合征的临床表现是什么？

老年综合征不是衰老症状，而是一种患病信号，是先于疾病症状最早出现和最常见的表现，需要及时诊疗。其所包含的临床表现各不一样，有些是可明确诊断的疾病，有些是某种疾病或多种疾病的表现，涉及的病因也多种多样，如与增龄相关的各器官、系统功能减退，多种病理损害的积累，多种诱因的共同刺激，这些都会影响老年人生活功能，降低老年人生活质量，会大幅增加医疗照护的需求、缩短预期寿命。所以我们要了解它、认识它、防控好它。当我们无法明确老年综合征的病因时，针对老年综合征不同临床表现的对症治疗，也可改善症状，提高生活质量。

什么人容易得老年综合征？

整体而言，年龄越大越容易得老年综合征，但是除了年龄的增长，还有很多其他因素可以影响老年综合征发生。依旧用爬山来类比，每个人都会有一个自己的高峰，但对于不同的个体而言，峰的高度有不同。来自父母的遗传物质决定了很多疾病的遗传易感性，比如有高血压家族史的人更容易得高血压，父母都肥胖则下一代人更可能出现肥胖；在胚胎发育过程中染色体异常导致唐氏综合征而智力低下；某些基因突变导致白血病或癌症，而直接加速衰弱导致生命的终止。另外，人成长发育过程中的环境因素、家庭条件、营养水平、个人生活习惯等又可以影响峰的高度，甚至接受教育的程度、经济条件、社会地位等也会影响峰的高度。同时，在这个过程中罹患的慢性疾病也会影响峰的高度，比如糖尿病、高血压、高脂血症，这些疾病会影响血管内膜，而全身的血管条件决定了全身各个脏器运作的基础，疾病控制不好致全身各器官功能下降、衰竭导致最后的死亡。不同高度的峰象征着不同的储备，可以理解为峰越高下山所带的物资越多，可供在山上停留、看风景的时间越长。那老年综合征可以理解为老年人在下山途中面临的挑战，它会消耗我们的物资，减少我们的储备，而加速我们下山的进程。

老年综合征如何筛查？

随着对老年综合征认识和研究的深入，老年综合征所涵盖的内容在不断扩充，老年综合征的筛查和评估也在不断细化。比如针对肿瘤患者和糖尿病患者的老年综合征筛查和评估侧重的内容不同。一般来说，对老年综合征先筛查问题，然后做初筛试验，有问题再进行详细的评估和检查，就是应用老年医学科的核心技术"老年综合评估"来筛查老年综合征。比如营养不良者，如果半年内体重下降超过原体重的5%，或者体质指数［BMI（body mass index）= 体重（kg）/ 身高的平方（m²）］低于18.5 kg/m²，那么就需要进行营养不良的评估。整体而言，老年综合征的筛查和评估对老年人的身体状况、生活能力、生存期有提示性意义。

老年综合征如何防治？

对于筛查出来的老年综合征问题，尤其在相对年轻的老年人中，可以针对性地干预，通过干预来改善症状，提高生活质量。比如给营养不良的老年人制定相应的营养计划，改变营养不良的状态可以改善老年综合征，从而减缓下山的进程；再比如给多重用药的老年人制定合理的用药方案和随诊计划，做到药物治疗效果最大化，不良反应最小化，会缓解或减缓发生老年综合征问题；为衰弱的老年人制定合理的锻炼康复计划，延缓衰老，使其健康老龄化；积极预防和治疗各种慢性躯体疾病和心理疾病等。

最后希望每一位老年朋友了解自己的身体，理解自己的身体，热爱生活、享受生活。莫道桑榆晚，为霞尚满天。

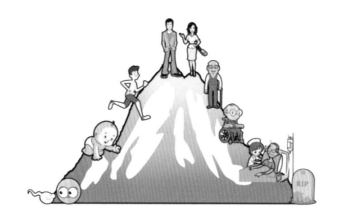

（施　红　廖基灵）

第二篇
老年综合评估

老年人是一个特殊的群体，身体、心理和社会等诸多问题共同影响着老年人的健康。在多种致病因素或疾病之下，疼痛、跌倒、失眠、营养不良、衰弱、认知障碍、抑郁等问题就会随之而来，这些问题严重损害老年人的生理功能和心理健康，影响老年人的生活质量，缩短老年人的预期寿命，我们将这一症候群统称为老年综合征。老年综合征可能导致老年人反复到多个科室就诊，往往造成同时服用多种药物，不仅增加了经济负担，同时也增加了出现药物不良反应的风险。传统的医学评估大多限于对单系统、单器官疾病的评估，难以从整体角度考虑老年人的健康问题，这种情况下，就需要建立一套全面有效的评估方法，深入了解老年人的身体健康、心理健康和功能状态，并对老年人的体能、疾病、认知和社会经济等诸多方面进行全面的评估，以期为老年人提供更好的服务。

📖 什么是老年综合评估？

老年综合评估是对老年人多个维度进行全面鉴定的诊断过程。20 世纪 30 年代英国一位叫做 Majory Warren 的医生首次提出老年综合评估的概念并应用于临床实践。她在一家养老院组建了一支由护士、职业治疗师、物理治疗师、社会工作者共同组成的团队，对 700 多位卧床不起、被判定为"无救"的老年人进行了评估，并制定了综合康复治疗措施，结果不但令多数老年人摆脱了卧床状态，更使得其中近 1/3 的老年人出院回家。由此，Warren 医生提出了"老年人入住养老机构前都要接受全面评估与康复"的概念。到了 20 世纪 70 年代，老年综合评估已被美国退伍军人医院用来评估和治疗衰弱、失能的老年退伍军人。人们发现综合评估可以改善老年人的日常生活能力和认知功能，提高生命质量，同时可以降低医疗的需求和支出，节省卫生资源。因此，在1987年，美国国家卫生健康研究院正式制定了老年综合评估并在全国推广。随着评估技术的发展，老年综合评估已在西方国家得到了极为广泛的应用，成为评估衰弱人群整体健康状况的一种实用方法。

老年综合评估是一个跨学科、多维度、团队合作的过程，以一系列评估量表作为工具，采用多学科的方法来评估老年人的躯体、功能、心理和社会环境状况，制订和启动以保护老年人健康和功能状态为目的的治疗计划，最大限度地提高老年人的功能水平和生活质量。

为什么要进行老年综合评估？

这是由老年人的特点决定的。老年人往往不只患有一种疾病，通常是多个系统的问题合并存在，脏器老化，机能下降，功能受损明显，表面看起来是健康的，但实际上已经处于衰弱的状态，对社会支持的依赖度增高。我们所熟悉的传统医学的特点是以疾病为中心，通过高、精、尖技术，有效解决器官、系统水平的疾患，在如今专科发展越来越细化的时代，只着重某一种疾病的诊治，已无法适应老年人的特点。与传统医学理念不同，老年综合评估突出的是"以患者为中心"，进行"全人化"的管理，全面评估躯体功能、精神心理和社会生活环境，重视维护老年人的功能水平和生活质量。通过老年综合评估，可以及早发现老年问题和老年综合征，及时采取干预措施，从而使老年人"老而少病、病而不残、残而不废"。

谁是老年综合评估的适宜人群？

由于老年综合评估需要一定的时间和精力耗费，所以我们会着重将目标人群锁定在能够从评估和干预中获益的老年人，这部分老年人就是老年综合评估的适宜人群，包括：高龄、患有多种慢性疾病、存在老年综合征和老年照护问题，以及部分失能导致健康服务需求增加、社会问题增加（比如空巢老人、丧偶、缺少社会支持、家庭疏于照顾等）的老年人。

处于疾病终末期、重度痴呆、日常生活完全依赖他人的老年人，以及相对健康和少病的老年人，从评估中获益较少或无法获益，不是老年综合评估的适宜人群，这两部分老年人，前者以舒缓医疗为主，后者以健康促进和疾病预防为主。

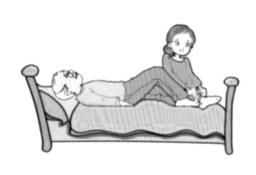

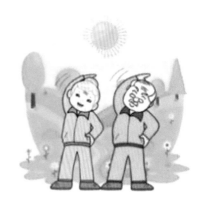

什么时机适合做老年综合评估？

老年人的功能状态是一种动态变化的过程，在条件允许的情况下，可以进行常规的年度或季度评估，这样便于对老年人的功能状态做到动态观察，如果采取了某些干预措施，也有利于评价干预的效果。但是考虑到评估具有一定的耗时性，在人力、物力相对不足的情况下，通常会选择在老年人身体状态和环境情况发生变化的时候进行评估，比如：健康状况急骤恶化、出现新的功能衰退、居住环境发生了改变、出现哀伤的情绪或其他不寻常的应激事件等，这样有利于及时发现老年人出现的问题并制定相应的干预措施，使他们的器官功能尽可能得到最大限度的维持或改善。

老年综合评估的地点？

医院（住院病房、门诊）、社区家庭、养老院都可以开展老年综合评估，只是在不同评估地点，评估的侧重点会有些不同。

在医院进行的评估，涵盖的内容会相对完整。对因急性病住院的患者，疾病评估是首要的内容，重点放在急性病的诊断、治疗和预后判断，当疾病得以控制或好转后，再进行完整的老年综合评估。在出院前，需重视对老年人社会支持及居家环境的评估。在养老院，评估的侧重点是老年人的生活自理能力、营养状态、跌倒风险、压疮风险等。在社区家庭，除了需要对老年人的共病问题、多重用药问题、环境安全问题进行评估外，社交能力的评估也是一项比较重要的内容，它属于高级日常生活能力，在一定程度上反映老年人的生活品质。

老年综合评估包括什么内容？

老年综合评估主要涵盖以下内容：医疗评估、躯体功能评估、精神心理状况评估、社会经济评估、生活环境评估、生活质量评估。

医疗评估包含两个方面的内容：①急、慢性疾病评估，帮助医生对患者所患疾病制定合理的诊疗方案。②老年综合征评估，帮助医生发现老年人经常存在却容易被忽视的老年问题，比如：听视力障碍、衰弱、疼痛、睡眠障碍、认知障碍、焦虑抑郁、尿失禁、便秘、压疮、肌少症、帕金森病、营养不良、跌倒等。老年综合征是老年人发病的一个早期信号，及时诊疗可以提高老年人生活质量，降低医疗成本。

躯体功能评估是老年综合评估的重点，老年医学的最高目标是修复老年人的功能，维持老年人独立生活的能力。反映老年人身心健康状态的最佳指标是功能，而不是疾病，功能状态往往比疾病更能预测老年人对医疗和社会服务的需求。功能评估主要着眼于自理能力和移动/平衡能力。

自理能力指老年人执行日常生活活动、社交、娱乐和职业等能力，它可以划分为基本日常生活活动、工具性日常生活活动和高级日常生活活动三个层次。基本日常生活活动，是维持老年人生存所需要的自我照顾能力，涵盖10个方面的内容，包括：进食、沐浴、修饰、穿衣、控制大便、控制小便、如厕、床椅转移、平地行走、上下楼梯。这些能力通常呈现出逐步受损或丧失的特点，通常最先出现受损的是沐浴能力，而最后丧失的是进食能力。当这些基本生存功能出现问题的时候，老年人就需要有照护者在身边长期陪伴或者需要入住专业的养老机构了。工具性日常生活活动，能反映老年人是否具备独立生活的能力，包括：煮饭、购物、洗衣、做家务、使用交通工具、处理财务、打电话和自行服药8项内容，如果老年人出现这些方面能力障碍，社区或者助老机构应该提供相应的生活帮助，比如送餐、代购、家政服务等，尽可能维持老年人独立生活的能力。高级日常生活活动是老年人完成家庭和社会角色，以及参与运动、休闲、娱乐、职业的能力，它反映的是老年人的健康生活状态，维护这部分生活能力是老年人追求高品质生活的基础。

移动/平衡能力在功能评估当中占有非常重要的地位。跌倒是一种常见的老年综合征，可以导致骨折、软组织损伤、颅脑损伤，甚至死亡，是老年人慢性致残的重要原因之一。通过对老年人的移动平衡能力进行评估，可以了解老年人的跌倒风险，以便及早进行预防和干预，减少由此带来的不良影响。如果一位老人告诉我们他在最近6～12个月当中发生过跌倒，或者行走当中身体撞到过墙壁或桌椅，那么我们就需要对这位老人的跌倒风险进行一个全面的评估，主要的评估内容会涉及行走的步速、坐下站起的能力、站立的平衡性，以及行走当中的平衡性。我们会借助一些固定的试验来完成测试，比如：计时起立行走试验、五次起坐试验和平衡试验等。

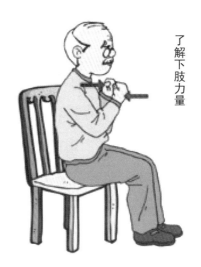

了解下肢力量

精神心理状况对于老年人的生活质量甚至是生存能力都有着至关重要的影响，所以精神心理状况评估是老年综合评估的又一必要内容，包括认知功能和情感状态。老年人的认知功能减退很常见，但由于发生得比较隐匿，所以常常被忽视。比如很多时候老年人会出现记忆力不好、爱忘事儿，家人多会认为只是因为年纪大了，而不会带老人到医院做检查，错过了疾病的早期诊断和治疗时机。我们会采用一些成熟量表对老年人的记忆力、定向力、计算力、回忆能力、语言能力等方面进行测评，评价老年人的认知功能，发现问题及早采取干预措施，以延缓病情进展。老年人的情绪状态直接反映了他们的需求是否得到了满足，是身心健康的重要标志。焦虑和抑郁是最常见的也是最需要干预的情绪状态。这两种常见的精神障碍，在伴发躯体疾病（如糖尿病、心血管病、胃肠疾病）的老年人中患病率更高，但又常常被躯体疾病所掩盖，不仅损害了老年人的生活质量和社会功能，还会增加照料者的负担。量表在筛查和评估老年焦虑、抑郁症状的严重程度方面起着重要的作用，帮助我们及早发现问题。

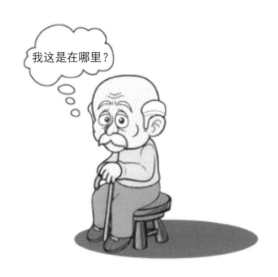

外在环境与内在能力共同决定着老年人的功能状态。每一个人都无法脱离社会而单独存在，社会支持可以为老年人提供心理帮助和物质资源，增强老年人对于压力的应对能力，所以我们会对社会功能进行评估，以判断社会支持程度的优劣。比如，对于无法独立生活的老年人，其家人朋友是不是可以提供帮助？老年人有没有承担医疗照护和生活照顾的经济来源？照护者的工作能力、工作强度、被接受程度是怎样的？此外，居住环境影响着老年人居家生活的便利和品质，我们可以通过评估开具环境改造处方，比如增加门的宽度、设置斜坡便于轮椅出行，移除可能导致老年人跌倒的物品，增加照明设施，安装扶手和拉杆，调整马桶高度，放置防滑垫，安装紧急呼叫装置等。通过环境的改造可以显著降低老年人跌倒的风险。社会心理评估主要的目的是了解老年人的宗教信仰情况和对待死亡的态度。在任何情况下，老年人的文化、宗教信仰都应受到尊重。了解

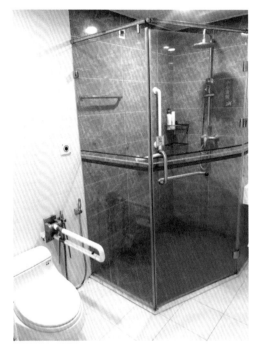

老年人对医疗需求的选择有利于积极开展预立医疗照护计划、制定生前预嘱。尊重患者的知情权和自主权有助于减轻患者痛苦，尊严离世。

总之，老年综合评估是一种工具，通过量表来判断老年人的病情细微进展和整体功能状态。一个完整的评估过程需要经历评估对象选择、量表评估、依据评估结果制定干预方案、再次评估评价干预效果这四个阶段。这是一个循环往复的过程，通过不断地评估找到最合适的干预方案，才能使老年人最大限度地获益。

（李 晶 刘 洋）

第三篇
常见老年综合征
防控管理

第一章　衰弱

　　张大爷最近一段时间总觉得身体没劲，不爱动，饭量减少了，体重也下降了。家人怕他生病了，带着他跑了好几家医院，看了不同的科室，做了很多检查，但并没有发现很严重的疾病问题。张大爷和家人很困惑，一是总说不太清楚自己到底哪儿不舒服，但是状态下滑是很明显的；二是状态下滑了还没查出来什么病。后来一位老年科医生告他们张大爷得的是衰弱。

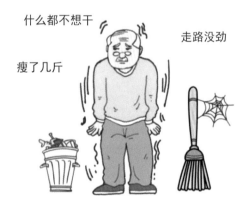

什么都不想干

走路没劲

瘦了几斤

📖 什么是衰弱？

　　虽然目前的医学很发达，但是对"衰弱"仍然处于不断深入认识的过程中，和高血压、糖尿病、冠心病等疾病不太一样，衰弱是一种状态，在这种状态下，机体的稳定性和抗打击能力下降，如同底座不稳的花瓶一样。

可能很少有老年人能在自己就诊后的诊断证明上看到"衰弱"的诊断，这并不代表衰弱的患病率不高，有研究显示每十名老年人中就有一名衰弱的老年人，随着年龄增长，比例会增加。衰弱会让老年人更容易受到严重的伤害（跌倒、失能、死亡等），譬如衰弱的老年人更容易出现跌倒，跌倒后骨折、卧床，长期卧床后易出现肺炎，衰弱老年人更容易出现重症肺炎并危及生命。在疾病恢复的过程中，衰弱老年人恢复的速度更慢，需要的支持力度更大，恢复后状态也比无衰弱老年人更差。有研究表明衰弱让老年人的死亡率升高 15% 以上，而且可以肯定的是无论患者还是医生对衰弱的认识和重视程度都远远不够。

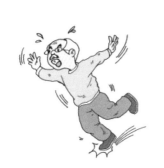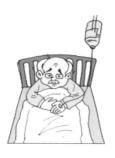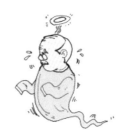

衰弱与疾病、失能的关系？

准确地说，衰弱并不是一种独立的疾病，而是一组老年人常出现的症状、现象的组合，比如老年人常出现的疲乏感、力量减弱、走路变慢等，这都属于衰弱的范畴。老年人常常存在多种慢性疾病，当存在 2 种及 2 种以上慢性疾病则称为共病。丧失生活自理能力称为失能。虽然共病、衰弱、失能经常发生在老年人身上，但细究起来三者是不同的，但关系密切，相互重合。老年医学家们认为无论是合并了多种疾病，还是潜在病理状态都容易导致衰弱与损伤，当损伤积累到一定程度继而导致失能，甚至死亡。

衰弱与疾病的区别

	疾病	衰弱
表现	一种或几种症状	一组症状的组合
原因	往往有固定的病因	多种原因，且容易被忽视
评价标准	危害健康及生命的程度	危害生活能力、生活质量的程度
诊断与评估	单系统	全面评估，涉及躯体、认知功能、心理及社会等多维度
治疗方式	以单一科室的药物或手术处理为主	寻找并处理最主要原因，重视营养、康复锻炼，多学科协同处理

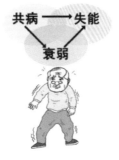

哪些老年人更容易出现衰弱？

虽然衰弱的发病机制尚不明确，生物学变化也十分复杂，但是目前认为衰弱的发生是由多个方面的功能障碍共同影响所致。临床上通过老年综合评估发现如下特点的老年人更容易出现衰弱。

衰弱易患因素包括遗传、增龄、女性、慢病（心脑血管疾病、髋部骨折、慢性阻塞性肺疾病、糖尿病、关节炎、恶性肿瘤、肾衰竭、HIV 感染及手术等）、老年综合征（抑郁、肌少症、营养不良等）、多重用药（包括一些特定药物如抗胆碱能、抗精神病药物及过度使用质子泵抑制剂等）、不良生活方式、精神心理因素、独居、低收入、低教育水平，以及社会支持较差等。

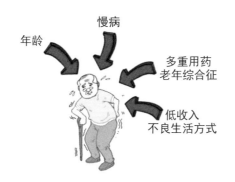

如何发现衰弱？

并非只有出现严重不良后果时才可以发觉衰弱的存在，衰弱最主要的表现形式是肌肉减少。肌肉是人体去脂体重（除脂肪以外身体其他成分的重量）中占比最高的成分，所以体重出现下降是肌肉减少的一个信号，可以通过一年内体重下降＞ 4.5 kg（或 5% 的体重）或小腿腿围下降（男性≤ 34 cm，女性≤ 33 cm）来判断。老年人也可以用双手的食指和拇指环绕围住非优势的小腿最厚的部位，如果测量到的小腿比指环细，肌少症的风险就会增加。

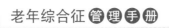
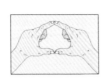
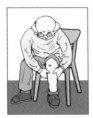

另外肌肉作为人体运动系统的动力部分，如果出现疲乏感、走路速度变慢、力气减小、活动减少等现象，均提示衰弱、肌肉减少的发生。老年科医生判断老年人有无衰弱也主要通过上述几个方面进行筛查评估，老年人也可以自己回答以下几个问题来初步判断自己有无衰弱的问题。

问题	结果
1. 过去 4 周内大部分时间都感到疲乏	☐
2. 在不用任何辅助工具及不用他人帮助的情况下，中途不休息爬 1 层楼梯有困难	☐
3. 在不用任何辅助工具及不用他人帮助的情况下，平路走 100 米较困难	☐
4. 是否有 5 种以上的疾病（如高血压、糖尿病、冠心病、卒中、心衰、关节炎、慢性肺病、肾脏疾病等）	☐
5. 1 年以内体重下降≥ 5%	☐

注：如果存在该情况，在后面对应的☐里打√。√出现得越多代表衰弱的可能性越大：没有 √→无衰弱；1 ～ 2 个√→衰弱前期；3 ～ 5 个√→衰弱。

📖 衰弱如何预防和治疗？

通过体力活动、营养支持、参与社交活动、认知功能训练的方法可以预防和延缓衰弱的发生。在衰弱的评估和治疗过程中，老年综合评估至关重要，能够较全面地筛选出衰弱的危险因素，包括了共病、营养、多重用药、躯体功能、认知心理评估等。这些已经显现的或者潜在的因素中，有一部分因素是可逆转或可避免的。此外，衰弱防治的重点在于预防由它引发的跌倒、谵妄、失能等不良后果，这包括选用辅助用具、加强相应等级的照护力度等。总之，衰弱是一个复杂且包含了很多方面的问题，当您怀疑自己出现衰弱征象时，不妨就诊老年医学科做一套综合评估，让专业的老年医学科医生为您分析并制定全面的预防和治疗方案。

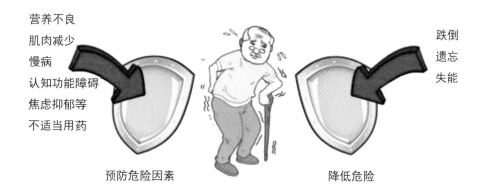

营养不良
肌肉减少
慢病
认知功能障碍
焦虑抑郁等
不适当用药

跌倒
遗忘
失能

预防危险因素　　　　　　降低危险

（武文斌）

第二章　肌少症

张奶奶是个苗条的老太太，俗话说"千金难买老来瘦"，张奶奶也一直以自己的好身材为骄傲。随着年龄的增长，张奶奶发现自己走路越来越慢了，力气也不如以前。听说北京医院老年医学科新开了老年综合评估门诊，重视健康又爱尝鲜的张奶奶赶快挂了一个号。做完一系列评估，医生告诉张奶奶，她得了肌少症，走路慢和没力气都跟肌少症有关。张奶奶听得一头雾水，原来从没听过这个病。相信很多老年朋友对"肌少症"这个词都感到十分陌生，这一章，我们就跟大家聊聊肌少症。

📖 什么是肌少症？

肌少症与年龄增长相关，常见于老年人，主要表现为全身肌肉量减少，伴肌肉力量下降和（或）肌肉功能减退。通俗地说，当老年朋友发现体重较前明显下降，原来能提的重物提不动了，走路、站起等日常活动的速度明显减慢时，就应该去老年医学科检查是否已经出现了肌少症。

早在1989年，医学家就发现了肌少症的存在。近些年，随着老龄化社会的到来，人们才开始逐渐重视肌少症。保守估计目前全世界肌少症患者约5000万，2050年将达到或超过2亿。上海地区的流行病学调查显示，70岁以上男、女性肌少症的患病率分别为12.3%及4.8%，而高龄农村男、女性肌少症患病率为6.4%和11.5%。肌少症严重危害老年人的健康。患有肌少症的老年人，发生骨质疏松、骨折及骨关节炎的风险明显升高。肌少症还与跌倒、衰弱等老年综合征密切相关，会引起失能，令老年人的生活质量下降，残疾发生率和疾病死亡率升高，给家庭和社会都带来沉重的经济负担。因此，及早发现并干预肌少症，对提高老年人的生活质量有重大意义。

如何发现肌少症？

肌少症缺乏特异性的症状，可表现为虚弱、容易跌倒、行走困难、步态缓慢、四肢纤细和无力等。当老年人出现无明显原因的体重下降、情绪低落、认知功能下降、反复跌倒、营养不良、机体功能下降，或者本就存在一些慢性疾病，如心衰、慢性阻塞性肺疾病、糖尿病、慢性肾脏病等，均需要进行肌少症的筛查。肌少症最简单的筛查方法之一是测量小腿围。用软尺测量小腿最粗处，即为小腿围。男性小于 34 cm、女性小于 33 cm 即为小腿围减低，提示我们需进一步进行肌少症的评估。

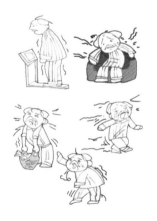

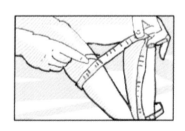

肌少症的诊断有赖于肌肉量、肌肉力量和肌肉功能的评估。肌肉力量和肌肉功能的评估简便快捷，使用的工具简单便宜，掌握方法后在家里也可以进行测量。评估肌肉力量最常用的方法是握力测量，测量握力时可取坐位或站立位，坐位时屈肘90°，站立位时受试者两脚自然分开，两臂自然下垂，用优势手缓慢用力握紧握力计，直到电子屏显示最大握力值且维持3秒以上。休息30秒后再握，重复3次，取最大值。握力正常值范围是：男性＞25 kg，女性＞18 kg。评估肌肉功能最常用最简单的方法是测量6 m正常步速。以正常步速行走6 m，计算步速，≤1.0 m/s即为步速下降。肌肉量的测量需要专业的仪器，所以需要在医院完成。常用的测量肌肉量的方法有双能X线吸光法、生物电阻抗法和CT扫描，目前临床中最常用、结果准确又价格实惠的就是生物电阻抗法。很多医院的老年医学科、营养科甚至健身房都配有的体成分仪，就是利用生物电阻抗法来测量肌肉量。使用生物电阻抗法测量肌肉量要求受试者体内没有金属，如果体内有钢钉、起搏器等，就不适合用生物电阻抗法测量肌肉量了。体成分报告一般需要医生来解读，若生物电阻抗法测定的四肢骨骼肌量，男性＜7 kg/m²，女性＜5.7 kg/m²，则提示肌肉量减少。若肌肉量减少，合并肌肉力量下降，或者肌肉功能下降，则可以诊断为肌少症。

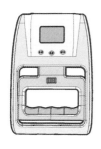

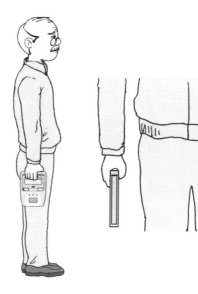

握力测量

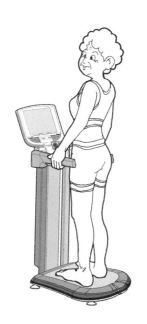

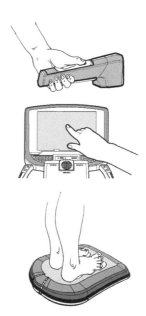

生物电阻抗法测量肌肉量

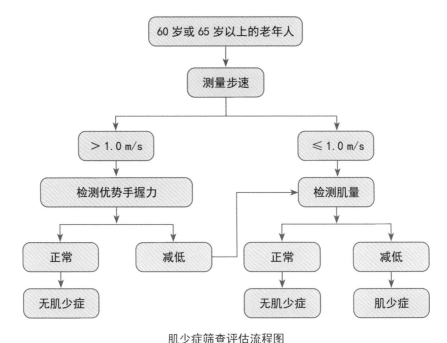

肌少症筛查评估流程图

如何预防和治疗肌少症?

我们可以通过加强运动、改善营养状态来预防和治疗肌少症。

抗阻运动和有氧运动是最为推荐的两种运动方式。抗阻运动简单来说就是对抗阻力的运动,比如举哑铃、弹力带运动等。如果活动能力受限也可以做一些更简单易行的抗阻运动,如抬腿、抬臂等抗重力运动。有氧运动是我们比较熟悉的运动方式,如游泳、慢跑、骑行、快走、有氧操等。广场舞也是一种有氧运动。老年人在运动时可根据自己的身体情况和喜好,选择适合自己的运动方式,需要注意运动的强度和时间,过度运动不但对身体没有好处，反而会带来运动性损伤。对于一些无法活动、长期卧床的老年人，我们可以选择一些被动活动，如肌肉电刺激等，这需要物理康复师的帮助。

营养均衡是预防和治疗肌少症的另外一个重要方面。均衡饮食，保证能量、蛋白质、多种维生素和微量元素的供应对我们的肌肉健康是十分重要的。在日常饮食中，我们需要注意营养均衡，保质保量。很多老年人因为患有一些慢性病，如糖尿病、高血脂、慢性肾病等，过度控制饮食，尤其是主食量、水果、肉类等食物，反而会因为摄入不足、营养不良引起肌少症。口腔问题、视力障碍，以及脑梗、帕金森病等引起的肢体活动障碍、吞咽困难等均会对老年人的进食造成障碍，需要及时就诊，针对病因进行处理，以保证进食。维生素 D 对肌肉的作用越来越得到重视，同时维生素 D 也是骨质疏松治疗的基础药物，老年人可以根据自身情况，在医生的指导下进行维生素 D 的补充。

目前还无药物可以安全有效地治疗肌少症。

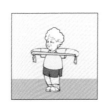

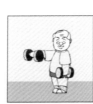

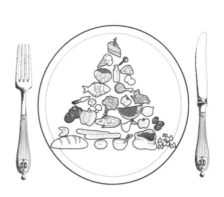

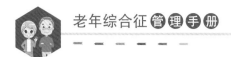

不要忽略少肌肥胖症

回到我们开头的故事，苗条的张奶奶在老年综合评估后被医生诊断为肌少症，跟张奶奶同去的李爷爷身宽体胖，却也被医生诊断为了肌少症。这是为什么呢？这其实是肌少症的一种特殊类型——少肌肥胖症，即肌少症和肥胖同时存在的一种情况。李爷爷虽然体重不轻，但脂肪量过高，肌肉量却较低的。这种情况更应该引起重视，因为与单纯肌少症相比，少肌肥胖症与心血管疾病、血脂异常等代谢相关疾病的关系更加密切。这也提示我们，不只是瘦的老年人，体形偏胖的老年人也有必要进行肌少症的筛查。

（常鑫淼）

第三章　营养不良

　　王大爷今年85岁了，有高血压、糖尿病和高脂血症，平常特别注意控制饮食，常常跟孩子们说"千金难买老来瘦"，自己又有"三高"，不能吃大鱼大肉，结果最近几年越来越瘦，体力也越来越差。

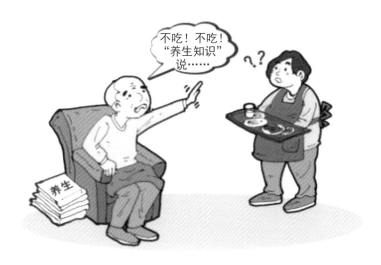

　　"民以食为天"，在人的一生中，营养是决定健康、生理、认知功能、生命力、生命综合质量和长寿的关键因素。合理科学的饮食对任何年龄的人都至关重要，尤其对于老年人群特别是高龄和衰弱的老年人，要做到科学合理地饮食并不是一件容易的事。像王大爷这种情况就应警惕营养不良。

📖 什么是营养不良？

　　营养不良是一种常见的老年综合征，指能量、蛋白质及其他营养元

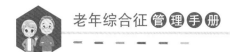

素缺乏或过剩，对机体功能乃至临床结局产生不良影响。营养不良包括营养不足和肥胖（超重）。营养不足通常指蛋白质－能量营养不良，指能量和（或）蛋白质摄入不足或由于疾病、创伤导致的代谢需求增加或营养丢失增加，最终不能满足人体的代谢需要时所导致的临床表现，通常体重指数（BMI）$< 18.5 \ kg/m^2$。

▌营养不良的发生率、危害及原因

2012 年中华医学会肠外肠内营养学分会全国老年住院患者营养调查结果显示：老年患者营养不良风险比例高达 49.7%，营养不良发生率达 14.7%。2015 年《中国老年人群营养与健康报告》指出：我国老年人群营养风险整体较高，48.4% 老年人群营养状况不佳，而超重和肥胖率分别达到 31.8% 和 11.4%。老年人营养不良会加重肌少症，进而发生衰弱综合征，使独立生活能力逐渐下降，同时还削弱老年人维护稳态网络系统的能力，降低对应激的抵抗力。老年住院患者的营养状态与临床结局密切相关，营养不良可以导致患者住院日延长、术后并发症增加、功能依赖、感染及死亡率增高。

营养不良有四大原因。

（1）从自身身体情况来讲：老年人各项器官功能逐渐减退，牙齿磨损、牙齿脱落，影响咀嚼功能；老年人舌肌萎缩、运动能力下降，使咀嚼食物时难以搅拌均匀；老年人味觉功能退化，消化液分泌减少、胃肠蠕动减弱，容易出现食欲下降和早饱现象，都会使老年人进食明显减少。除了器官减退，老年人的代谢也会出现问题。如合成代谢率相对降低，分解代谢率相对增加，对各脏器产生慢性损害。

（2）疾病及药物因素的影响：老年人往往处于"共病"（指一个人同时患两种或两种以上的疾病）状态，还存在老年综合征，有如跌倒、睡眠障碍、疼痛、尿失禁、便秘、痴呆、抑郁、营养不良、多重用药等问题。如果没有专业人员指导，老年人很难从日常不均衡的饮食中获得全面的营养。同时，由于长期服用多种药物，会影响食欲，导致进食减少。

（3）由于一些社会因素，独居老人与社会脱节、缺少家人的关怀，饮食往往过于简单；或是收入较少，难以满足饮食需要；家庭中存贮设施不足、烹调设施不足、需要他人看管等原因，都可以导致长期营养摄入不足。

（4）另外不能忽视的是老年人的心理因素，老年人容易出现抑郁、焦虑、偏执等精神心理问题；容易受到生活的打击（如亲人去世）；随着年龄的增长，痴呆的发病率越来越高，都会引起营养摄入不足，导致营养不良。

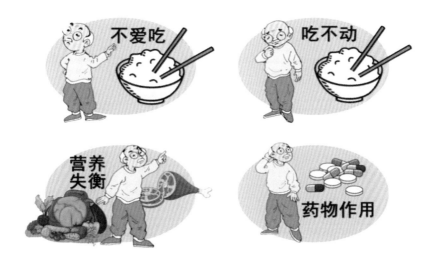

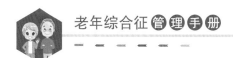

如何诊断营养不良？

首先，老年人可以通过以下两个问题进行快速营养初筛。

问题一：与平日相比，6个月内体重下降≥10%，或3个月内体重下降≥5%；

问题二：与日常进食相比，经口摄入量减少。

以上两个问题只要符合任意一条，就需要进一步进行营养筛查。

目前，临床常使用的营养筛查有多种方法，常用于社区老年人营养不良筛查的是微型营养评定法，老年人或其家属也可以自己在家对照简表进行评估。

微型营养评估简表主要涉及以下6个问题。

问题1：既往3个月内是否由于食欲下降、消化问题、咀嚼或吞咽困难而减少摄食量？食量严重减少＝0分；食量中度减少＝1分；食量没有改变＝2分；

问题2：近3个月内体重下降情况如何？大于3 kg＝0分；不知道＝1分；体重下降1至3 kg＝2分；体重没有下降＝3分；

问题3：活动能力如何？需要卧床或坐轮椅＝0分；可以下床或离开轮椅，但不能外出＝1分；能独立外出＝2分；

问题4：既往3个月内有无重大心理创伤或患急性疾病？有＝0分；无＝2分；

问题5：是否有神经心理问题？严重痴呆或抑郁＝0分；轻度痴呆＝

1 分；没有精神心理问题 = 2 分；

问题 6：计算体重指数（BMI）：BMI < 19 kg/m² = 0 分；19 ≤ BMI < 21 kg/m² = 1 分；21 ≤ BMI < 23 kg/m² = 2 分；BMI ≥ 23 kg/m² = 3 分；如果因为特殊原因无法计算体重指数，可以改为计算小腿围（卷起裤腿，露出左侧小腿，左膝弯曲 90°，测量最粗部位，记录值需精确至 0.1 cm，建议重复测量）。其中，小腿围低于 31 cm = 0 分；小腿围 ≥ 31 cm = 3 分。

以上 6 个问题的得分相加，如果评分在 12 ～ 14 分，表示处于正常营养状况，只需要定期筛查即可；如果评分在 8 ～ 11 分，表示有发生营养不良的风险或可能性，若体重没有下降，需要监测体重变化，每 3 个月筛查一次，若出现体重下降，就需要到医院进行营养干预；如果评分在 0 ～ 7 分，表示已经有营养不良，需要到医院进行完整的营养评估，根据医生的建议进行营养干预。

怎样预防营养不良？

1. 合理的饮食对于改善老年人的营养状态、防治慢性疾病，以及提高整体身体素质具有重要的意义。老年人吃饭最好不挑食、不偏食、少量多餐，食物多样化，烹饪以细软为基本要求。因为不少老年人牙齿缺损，消化液分泌和胃肠蠕动减弱，容易出现食欲下降和早饱的现象，造成进食不够而引起营养缺乏。因此，老年人的餐饮制作要求更精细，要注意符合口味。对于 80 岁以上的高龄老人、身体虚弱及体重出现明显下降的老年人，还要特别注意加餐，比如上午 10 点、下午 3 点都可以加餐。食量小的老年人，应注意在餐前和餐时少喝汤水，少吃汤泡饭。对于有吞咽障碍和80岁以上的老年人，可选择软食，进食中要细嚼慢咽，预防呛咳和误吸。

具体需要注意的是：

（1）老年人蛋白质的推荐摄入量应维持在 1.0 ～ 1.5 g/（kg·d），优质蛋白质比例最好能达到50%，并均衡分配到一日三餐中。像动物性食品如肉类、鱼贝类、蛋类都是优质蛋白质的良好来源，除此之外，豆类和豆制品也是优质蛋白质的良好来源。乳清蛋白是从牛奶的上清液提取出来的优质蛋白，被誉为"蛋白之王"，富含亮氨酸和谷氨酰胺，可促进骨骼肌蛋白质合成，抑制肌肉蛋白质分解，促进肌肉生长，改善肌肉功能。

（2）增加 ω-3 不饱和脂肪酸摄入：在力量训练中补充鱼油能使老年人肌力和肌肉蛋白的合成能力显著提高。

（3）补充足量维生素 D：维生素 D 在骨骼肌肌肉代谢过程中起着非常重要的作用。维生素 D 含量随着年龄的增加而减少，老年人维生素 D 水平仅为成年人的25%。维生素 D 含量降低会导致以 Ⅱ 型肌纤维萎缩为主的肌少症，维生素 D 缺乏会导致老年人活动能力降低、握力和腿部力量下降、平衡能力降低。

（4）增加益生菌和膳食纤维的摄入，有利于改善肠道微环境。

2. 每日饮水最好达到1200 mL以上，应该定时有规律地主动饮水。对于有心脏病、肾病、肝病等慢性疾病的老年人，要根据病情及尿量限制饮水。

3.老年人可在健康状况允许的情况下，选择适宜的运动，最好是有氧运动和适当的抗阻运动结合，比如走路、太极、游泳、健身操结合举小哑铃、使用拉力器等。体力活动不仅可以降低体内脂肪含量，增加肌肉含量、提高肌力和运动能力，还可以提高老年糖尿病患者的胰岛素敏感性。户外活动还能够更好地接受紫外线照射，有利于身体内维生素 D 的合成和延缓骨质疏松的发展。老年人户外锻炼以轻微出汗为宜，注意每次运动要量力而行，强度不要过大，运动持续时间不要过长，可以分多次运动。

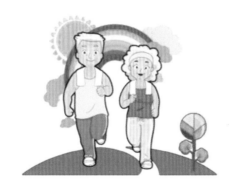

4.特别强调的是，老年人的体重应该维持在正常稳定的水平，不应该过度减重，体重过高或过低都会影响健康。

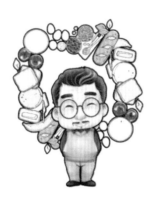

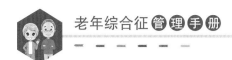
希望老年人能及时发现营养不良的风险，尽早干预营养不良状态，提供充足、适宜的能量、蛋白质和营养要素，改善营养状况，增强免疫力，促进慢病稳定，减少疾病并发症，降低肌少症、衰弱症及跌倒、失能风险，提高康复能力，改善生活质量。

（沈　姞）

第四章　认知功能障碍

马大爷退休以前是厂里的技术副厂长，机器出啥问题他都能看出来，都能修好，大家都说他是一把好手。退休后他在小区里舞剑，会好几套剑法，剑舞得行云流水，是小区舞剑队的领舞。可是这几个月他老是想不起来后面的招式，还得下面的人提醒他。最近他孙女过生日，提前和他说好了聚餐的饭馆，可是当天他都不知道去哪里。昨天去看病，医生说他有认知功能障碍，可能是得了阿尔茨海默病。

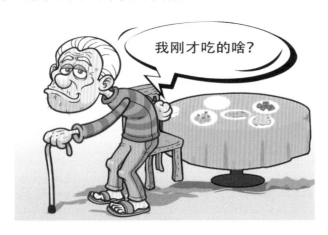

📖 什么是认知功能障碍？

"认知"是个体认识和理解事物的心理过程。认知功能包括记忆力、注意力、语言、计算等多个认知领域。认知功能障碍泛指各种原因导致认知功能损害，包括轻度认知功能障碍和痴呆。

痴呆与良性老年性遗忘有什么区别？

年龄相关的认知下降是老龄化的正常进程，痴呆是一种病理状态。两者的区别见下表。

痴呆与良性老年性遗忘的区别

	痴呆	良性老年性遗忘
起病形式	缓慢起病，进行性进展	缓慢起病，缓慢进展
记忆障碍特点	早期记不住刚刚发生的事情，之后逐渐出现远期记忆受损，经提示也不能完全回忆	事件的某些细节准确回忆困难，提示后能够回忆起来
对记忆障碍的处理方式	不太关注，或用虚构填补记忆空白	感到负担，主动求医，想办法弥补记忆缺陷，如记笔记，设置提醒等，无虚构
能否分清时间、地点和人物	不能	能
语言能力及计算能力	受影响	正常
人格、情绪是否正常	否	是
日常生活是否受影响	是	否
自知力	自己常常意识不到记忆力障碍	知道自己健忘

什么是轻度认知功能障碍？

轻度认知功能障碍是介于痴呆和正常衰老之间的中间状态，患者认知功能损害高于同龄人群，但又未达到痴呆的程度。记忆问题是轻度认知障碍的最常见症状，一些患者会出现其他类型的认知问题，如找词困难、语言理解困难等语言障碍或计划及执行功能障碍等。认知障碍程度轻微，不影响基本的日常生活，患者仍存在对疾病的自知力，其认知的改变可以由本人觉察，或是由家人、朋友或同事观察到。轻度认知功能障碍向痴呆转化的风险是正常老年人的 10 倍。

以下因素会增加患轻度认知功能障碍的可能：

●高龄

●受教育程度低

●血管危险因素，包括高血压、中年糖尿病和肥胖

●脑卒中或心脏病病史

●载脂蛋白 E ε 4 基因型：部分痴呆的患者该基因阳性。因此携带该基因的轻度认知功能障碍人群，发展为痴呆的可能更大

●神经精神症状（情感淡漠、抑郁、焦虑）

轻度认知功能障碍都会转变为痴呆吗？

有些轻度认知功能障碍患者可能会发展为痴呆，有些患者的症状不再进展，还有部分患者可能逐渐好转。目前尚无法准确知道哪些患者会发生痴呆，因此由医生进行定期随访非常重要，通过追踪患者的症状，结合必要的辅助检查，以判断它们是否改变或加重。如果症状加重，则表示向痴呆发展的可能性较高。如果症状影响某些日常任务或活动，需及时就医。最终部分 MCI（mild cognitive impairment）患者会发生"痴呆"。

什么是痴呆？

痴呆是严重持续的认知功能损害综合征，主要表现为缓慢出现并逐渐进展的智能减退，伴有不同程度的精神行为异常，影响患者日常生活能力、职业功能或社会交往。2016年全球约有4700万人患有痴呆，到2050年痴呆的人数估计高达1亿3100万。随着年龄的增长，痴呆的发病率和患病率都会不断增高。

痴呆可能的危险因素有：①低教育程度；②中年高血压；③中年肥胖；④听力损失；⑤老年抑郁；⑥糖尿病：糖尿病与晚年认知功能减退、痴呆相对风险增加至1.5～2倍有关。糖尿病与血管性痴呆和阿尔茨海默病的风险增加均相关，但血管性痴呆的风险可能更高；⑦锻炼不足；⑧吸烟；⑨社会隔离。

痴呆常见的类型有哪些？

（1）阿尔茨海默病：阿尔茨海默病是最常见的痴呆类型。该病可引起脑细胞随着时间推移缓慢死亡。

（2）血管性痴呆：是由脑血管病，或脑血管病危险因素（如高血压、糖尿病等）引起的痴呆综合征。在有过脑卒中或有脑卒中发生风险的人群中最为常见。

（3）帕金森病痴呆：帕金森病是一种影响运动能力的疾病。它可引起颤抖、僵硬和动作缓慢。部分帕金森病患者随着病情进展会出现痴呆。

（4）额颞叶痴呆：早期主要表现为语言障碍、行为异常，逐步进展到全面认知功能下降。

（5）其他病因导致的痴呆：脑外伤、颅内感染、脑积水、甲状腺功能低下、酒精中毒、一氧化碳中毒等疾病均会引起认知功能障碍，严重者可导致痴呆。

痴呆常见的症状有哪些？

痴呆的症状在开始时往往非常轻，然后缓慢加重。症状包括三大方面：认知能力下降、精神和行为异常、日常生活能力和社会功能受损。

认知能力下降

表现为记忆力减退、语言障碍、定向力障碍、视空间能力受损等。

（1）忘记各种事情：以忘记最近发生的事情为主（记不清早饭吃了什么），很久以前发生的事情记忆良好。

（2）思维混乱：如把日常生活用品放在错误的位置，把干净的衣服和脏衣服一起放进洗衣机洗。

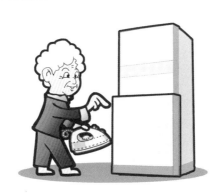

（3）语言障碍：如命名困难、找词困难、语言空洞等。

（4）专注和推理能力障碍：如不能区分事物的异同、不能进行归纳分析、看不懂小说或电影。

（5）定向能力减退：①时间定向能力减退：不能正确说出当前是什么季节，是上午还是下午；②地点定向能力减退：不能正确说出家所在的街道、单元楼和房间号，在熟悉的地方迷路；③人物定向能力减退：不能正确指认家庭成员。

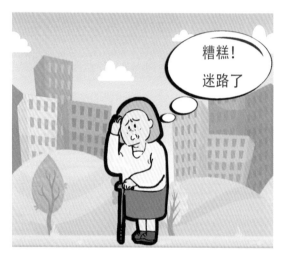

▌精神和行为的异常

（1）性格改变，行为异常：如既往温和的人容易发怒或有进攻性，女性患者往往更容易哭泣和抑郁，男性患者容易发怒和有进攻性；大方的人突然变得吝啬等。行为异常表现为反复无目的地在家里翻东西，夜间起床在家里无目的行走等。这些生活细节的变化对评估患者的病情非常重要，家人在向医生提供病史时要尽可能全面，避免遗漏。

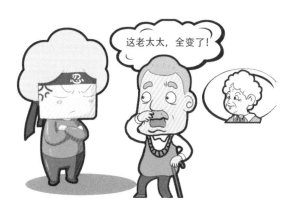

（2）看到并不存在的东西或相信并不属实的事情：很多类型的痴呆，如阿尔茨海默病痴呆和路易体痴呆等都会伴有不同程度和形式的幻觉。

■ 日常生活能力和社会功能受损

（1）支付账单或平衡收支等事务的处理方面有困难：如到菜市场买菜不会计算找零。

（2）无法胜任以往的工作、职能：如一位患者是社区的领舞，在患病后其队友发现患者在领舞时不知道接下来应该表演的动作。

（3）无法进食、洗澡、穿衣或完成其他日常事务。

（4）大小便失控。

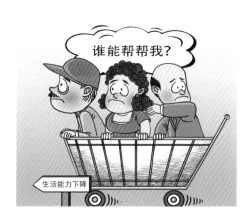

怀疑认知功能障碍该如何进行检查和治疗？

轻度认知障碍患者容易对自身的症状感到困扰，并寻求诊治。但是认知障碍发展到痴呆阶段，患者的自知力反而减退了，更多时候是家人发现其有记忆或是行为异常而到医院就诊。

如果您认为自己或亲近的人有认知功能障碍的表现，应去就诊。进行相应检查，寻找认知功能障碍原因，予以规范化治疗。

认知障碍需要进行的检查有：

（1）血液、脑脊液检测：血常规，血生化（血糖、肝肾功能等）、甲状腺功能，同型半胱氨酸、叶酸、维生素 B_{12} 水平，肿瘤标志物、副肿瘤抗体、HIV、梅毒螺旋体等血液化验，明确是否有其他疾病导致的"痴呆"。通过病因治疗，这些疾病引起的"痴呆"症状可以好转。部分患者可能还要求完成腰穿，留取脑脊液分析痴呆相关的一些生物标志物。

（2）脑部 CT、磁共振、PET-CT 扫描：这些检查可以评估脑部结构、代谢和异常蛋白沉积情况，用于痴呆病因诊断。

（3）认知功能检查：针对不同认知领域，如记忆、语言和思维状况进行的详细检查，被称为"神经心理学"检查，用于评估患者认知功能损害的领域及严重程度。这种详细的检查需要 1 小时到数小时，通常由神经心理学医生或技师实施。部分检查需要患者及照料者共同完成，以全面评估患者认知功能及日常生活能力。

（4）基因检测：有明确家族史的患者应该进行基因检测以明确诊断。

痴呆的治疗有哪些？

（1）药物治疗：药物治疗目前不能治愈痴呆，但可以改善症状，提高患者及照料者生活质量。

胆碱酯酶抑制剂是痴呆治疗最常用的药物，包括以下药品：多奈哌齐、卡巴拉汀、加兰他敏和石杉碱甲，这类药物可用于阿尔茨海默病、帕金森病痴呆、路易体痴呆、血管性痴呆的治疗。盐酸美金刚是兴奋性氨基酸拮抗剂，用于中、重度阿尔茨海默病及额颞叶痴呆的治疗。

胆碱酯酶抑制剂、盐酸美金刚可改善阿尔茨海默病患者的精神行为症状。对严重精神行为症状的痴呆患者，需要与专科医师沟通，根据医嘱使用抗精神病药物。对痴呆伴发的抑郁焦虑，可使用 5- 羟色胺再摄取抑制剂抗抑郁治疗。

（2）非药物治疗：有风险小、不良反应小的优点，是痴呆患者认知障碍和精神行为异常的首选治疗。包括认知功能训练：进行简单的计算、阅读、记忆训练、益智游戏；适当的有氧运动：慢跑、散步、打太极、做健身操等运动；日常生活能力训练：安排患者分担一部分力所能及的家务，让患者尽可能自己独立完成洗漱、穿衣、进食等自我照料活动。

（3）睡眠障碍的非药物治疗：不让患者在白天小睡；确保患者白天（但不是临睡时）运动和日晒充足；早晨拉开窗帘或百叶窗，让阳光照进来；每天让患者按时起床、就寝；夜间保持卧室安静、凉爽和黑暗；避免服用干扰睡眠的药物。

（4）防受伤、防跌倒干预：保持走道畅通无阻、照明充分，去掉或钉住松动的地毯；在浴缸或淋浴间安装扶手、放置防滑垫；把松散的线或电线妥善归置；穿结实而舒适的鞋子；给存放危险物品（如易燃品或药物）的柜子安装安全锁。

（5）防走失的干预：锁上外门；如果患者能够打开外门，请再安一个他不能打开的锁；让患者随时佩戴或携带身份证明；在家里安装一个提示有人进出的监控系统；使用可穿戴的防丢定位装置。

（李淑华　母艳蕾）

第五章　老年焦虑症抑郁症

　　82岁的李大爷春节前得了脑梗死（简称"脑梗"），万幸的是病情较轻，住院两周完全恢复了，没留下后遗症。可李大爷经此一病之后心里打了鼓，稍有点风吹草动就很担心，老是怕自己又脑梗了。出院这半年李大爷的儿女没少忙活，三天两头带着李大爷就医，今天胸闷了、明天肚子胀气了，从心脏科看到消化科，从西医看到中医，中间又住了次院进行系统检查，但最终结论都是没什么器质性的疾病。神经科的大夫说李大爷是得了脑血管病后焦虑。类似的情况其实并不少见，下面我们就来一起看一看老年人的情绪问题。

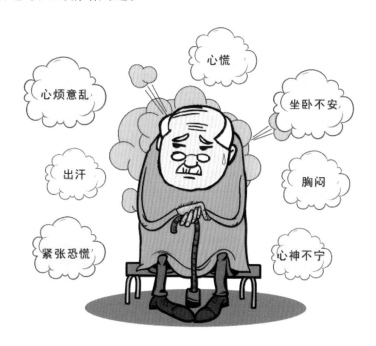

什么原因使老年人容易罹患焦虑、抑郁等情绪问题呢？

老年人的情绪问题存在一些诱因，就像上文提到的一样，老年人在罹患了一些躯体疾病之后，会对身体或疾病产生恐惧或者恐慌，对自身健康产生过度的、不必要的关注；或者由于生活能力下降、需要他人更多的照顾，产生了自责、自怨的心理，认为自己是子女的累赘、家庭的负担等，从而逐渐形成了焦虑、抑郁等不良情绪。此外，由于老年人心理自我调节能力减低，外界的一些负性事件，如退休、家庭关系紧张、失去亲人等情况往往容易诱发老年人的不良情绪。

焦虑、抑郁状态的具体表现

	情感症状	躯体症状
焦虑状态	过分担心、不安，容易心烦、紧张、害怕或恐惧，表情急切、言语急促、心神不宁，常对小事失去耐心、发脾气、易抱怨，注意力较难集中	可涉及呼吸、心血管、消化等多个系统，包括口干、出汗、心悸、呼吸困难、尿频、尿急、阵发性发冷发热、头晕、乏力、腹部不适、腹泻，以及各种躯体疼痛等
抑郁状态	情绪低落、思维迟缓、兴趣减退、消极观念及行为	疲劳或乏力、睡眠障碍、食欲和体重改变、性欲和性功能改变、多部位疼痛不适

老年人能够通过什么方法进行自我测评呢？确诊焦虑、抑郁状态需要至专科医院相应科室就诊。在这里我们介绍一种简单易操作的测评方法，老年人可以在家中自己进行一个预测评，如果下列两个测试之中任何一个有 2 项或 2 项以上阳性回答，则需进一步就诊检查。

"90 秒 4 问题询问法"快速筛查焦虑症状

问题	阳性
你认为你是一个容易焦虑或紧张的人吗？	是
最近一段时间，你是否比平时更感到焦虑或忐忑不安？	是
是否有一些特殊场合或情景更容易使得你紧张、焦虑？	是
你曾经有过惊恐发作吗，即突然发生的强烈不适感，或心慌、眩晕、感到憋气或呼吸困难等症状？	是

"90 秒 4 问题询问法"快速筛查抑郁症状

问题	阳性
过去几周（或几个月）是否感到无精打采，或生活的乐趣减少了？	是
除了不开心之外，是否比平时更悲观或想哭？	是
经常早醒吗？（每月超过 1 次为阳性）	是
近来是否经常觉得活着没意思？	是

老年人怎样预防焦虑、抑郁状态呢？

（1）作息规律：养成良好的作息习惯，尽量按时吃饭，起居有规律。

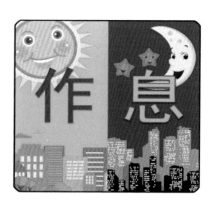

（2）防控慢病：加强高血压、冠心病、糖尿病、高脂血症等慢性疾病的防控，对于预防不良情绪的产生非常重要。

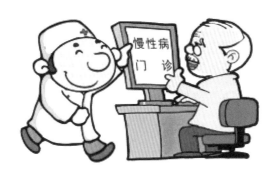

（3）适度锻炼：根据自身情况参加适度的体育锻炼可以改善人的精神状态，做自己感兴趣、拿手的事情更容易产生成就感，以及获得快乐和自信。

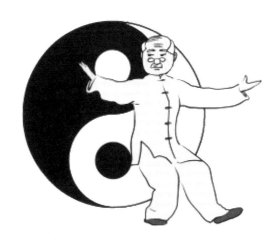

（4）广交良友：老年人普遍存在寂寞、孤独、失落等心理状态，容易诱发不良情绪。经常与朋友保持联系，特别是与一些充满正能量、正性情绪的朋友交往可以减少孤独感，获得愉快的内心体验。

焦虑、抑郁状态的治疗

上文提到的预防焦虑、抑郁状态的方法同样可以应用于确诊患者中，此外，已经明确诊断存在焦虑、抑郁状态的老年人，还可以参考以下非药物治疗方法。

体育锻炼

即使每天进行几分钟运动也是有益的，可改善脑血流量和新陈代谢。锻炼不必以有氧运动或健身房锻炼的形式进行，在花园或户外进行简单的步行已足够。如果有轮椅束缚，则可以通过简单的伸展运动，使用球和手部锻炼上半身。

保证睡眠

睡眠结构会随着年龄的增长而改变，因此老年人夜间睡眠时间缩短、片段睡眠较常见。所以在教导睡眠卫生的同时，建议老年人降低对自己睡眠时间的期望也很重要。

加强营养

老年人由于食欲下降和社会隔离增加，经常会出现营养不良、电解质不平衡。血液中钠、钾、氯、维生素 D 等的微小变化会引起情绪改变。建议加强营养状态的监测，有助于维持基本营养水平。

放松疗法

可以向焦虑症、抑郁症患者教授渐进式肌肉放松训练。

此外，应对照顾老年患者的护理人员进行疾病、期望、反应等方面

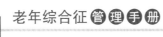
的教育，学习沟通交流的技巧，这样可以减轻老年人的负性情绪。在这方面有一些应该做和不建议做的事。

应做：①以中立的语气说话；②使用非常简单的单词和句子，慢慢说；③如果有指令，请每次仅给出一个指令；④如果有疑问，请每次最多给两个选择。

不应做：①用刺耳的语气或话语；②用否定性或贬损性词语；③失去耐心。

支持者和鼓励者的照顾是成功的一半。如果上述非药物治疗方法效果不佳，或者患者症状过于严重，则需要至专科医院就诊，开始药物治疗。

（苏　闻　何　婧）

第六章　帕金森病

"大夫，我的手老是在抖，我是不是得了帕金森病呀！这病能治好吗？"

"大夫，我一条腿走路老拖着地，好几年了，换了膝关节，做了腰椎手术，还是没有改善，走路都困难了，有人建议我看看是不是帕金森病。"

"大夫，我们院里有个老大爷手抖了 20 多年也没啥变化，怎么我得了帕金森病一直吃药还在逐渐加重呢？"

"大夫，我看广告说这个保健品可以治疗帕金森病，是真的吗？"

"大夫，很多病友说帕金森病可以做手术治疗，做完手术是不是就可以不吃药了？"

围绕着帕金森病，大家总有这样那样的误区，接下来我给大家简单介绍一下帕金森病。

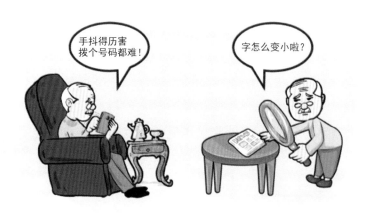

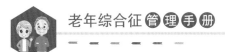

什么是帕金森病？

以往人们发现家里老人手抖了，都会想是不是帕金森病。其实并不是所有的帕金森病患者都会出现手抖，也不是所有的手抖都是帕金森病。有些人从年轻的时候就开始手抖，抖了几十年还是那个样子，生活还是可以自理，这种就可能不是帕金森病，而是特发性震颤等疾病。

帕金森病的核心症状可以概括为3个字："抖、僵、慢"。"抖"是指静止性震颤，通俗讲就是手抖、脚抖、头抖，静止的时候明显，紧张的时候加重，活动时反而有所减轻。比如看电视时手一直在抖，但是去拿水杯时，手又不抖了。"僵"是指面部表情减少，四肢活动时感到僵硬、沉重、不灵活，坐下后站起困难，卧床时翻身困难等。"慢"是指动作缓慢，比如刷牙洗脸、穿衣脱鞋、系鞋带等动作变慢，走路无法迈开脚步，小碎步且越走越快等。诊断帕金森病必不可少的是一个"慢"字，而"抖"字并不是必需的。

帕金森病发病年龄平均约55岁，多见于60岁以后，40岁以前相对少见，男性略多于女性。帕金森病的"抖、僵、慢"经常能被大家察觉到，但还有一些症状没有引起大家重视，比如嗅觉不好、睡眠中大喊大叫、情绪低落、便秘、尿频、疲劳感明显、幻觉、疼痛等非运动症状，这些症状发生概率也很高，并且严重降低帕金森病患者的生活质量。

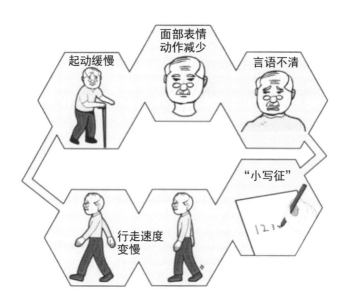

📖 帕金森病的病因是什么?

帕金森病的病因及发病机制尚不明确，可能与年龄老化、环境毒素的接触以及遗传易感性等综合因素相关。有学者认为蛋白质、水果、乳制品等摄入不足，嗜酒、外伤、过度劳累及某些精神因素等，均可能是致病的危险因素。而以下几类人更容易患帕金森病。

老年人：帕金森病多见于中老年人，且发病率随年龄增长而升高。

压力大的人：脑力劳动负担过重、性格急躁的人更容易患帕金森病。

受过脑外伤的人：脑部遭受突发意外或遭到频繁轻微撞击会增加患帕金森病的风险。

接触毒素较多的人：经常使用杀虫剂、除草剂及其他有毒化学物品的人更易患帕金森病。

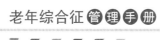
有家族遗传史的人：直系亲属若患有帕金森病，则患病风险会增加。

如何预防帕金森病？

做到以下几点，可以起到预防帕金森病的作用：①避免接触有毒有害物质；②经常锻炼，比如打球、打太极拳、骑单车等；③多参与社会活动，加强语言功能锻炼；④保持心情愉悦，规律作息，避免劳累。

如何早期识别帕金森病？

如果怀疑自己或家人患了帕金森病，可以通过以下9个问题自己检测是否有患帕金森病的可能，如果符合3条以上，就需要请专业医生来进一步诊断了。

问题1. 你双手交叉抱于胸前，从椅子上站起来困难吗？

问题2. 你写的字和以前比是不是变小了？

问题3. 有没有人说你的声音和以前相比变小了？

问题4. 你近期是否出现平衡能力变差，走路时容易跌倒吗？

问题5. 你的脚是不是有时突然像粘在地上一样抬不起来？

问题6. 你的面部表情是不是没以前丰富？

问题7. 手或腿经常不自主地抖动吗？

问题8. 你自己系扣子或者鞋带时，感觉手不灵活吗？

问题9. 你走路时是不是起步困难，走小碎步，行走时容易出现僵住或者控制不住节奏往前冲？

帕金森病的治疗

在谈具体治疗之前，我们首先应树立一个正确的帕金森病药物治疗的价值观。以下几点尤为重要。

（1）帕金森病主要采用西药治疗：如果不幸得了帕金森病，应到正规医院就诊，不要听信偏方、保健品可以治疗帕金森病，不仅浪费钱，也会耽误病情。

（2）患者需长期服药，控制症状：帕金森病通过药物只能减轻症状，目前尚没有药物可以达到减缓疾病发展或者逆转疾病进程的作用。也就是说帕金森病是一辈子的疾病，需要一直服用药物，随着疾病的加重，可能需要增加治疗的强度，如果服用药物后又停用，就会发现原来有的症状全部又出现了，甚至比之前还要严重。

（3）细水长流、不求全效：帕金森病患者，都希望能够完全控制住手抖、僵硬、运动慢等症状。虽然早期帕金森病患者可以通过使用较大剂量的药物达到症状基本缓解的目的，但希望患者尽量不要这么做。因为过大剂量的帕金森病药物，如左旋多巴等，容易导致很多并发症，降低后期帕金森病患者的生活质量。建议患者遵医嘱服用适当剂量的帕金森病药物，将症状控制到能够接受的范围。比如张大爷的主要困扰是手抖，但通过服用药物，一般事情都可以自己完成，只是看电视的时候手抖得比较厉害，他自己也可以接受这样的状态，我们建议他继续服用目前药物，不要为了完全控制症状而盲目增加药物。

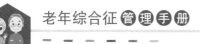

（4）调整药物需在经验丰富的医生指导下进行，不要私自加减药、更换药物种类。许多帕金森病患者会互相交流各自的用药种类及剂量，有的人会因为他人说某药效果好便自己参照使用，这一点也是不可取的。帕金森病的用药原则强调个体化特点，不同患者的用药选择需要综合考虑患者的疾病特点（是以震颤为主，还是以强直少动为主）和疾病严重度、发病年龄、有无共病、药物可能的不良反应等因素。尤其不能突然停药，否则会出现高热、意识障碍、肌肉震颤等严重情况。

当正确认识以上几点后，我们来谈谈帕金森病的治疗。帕金森病的治疗目前主要分为药物治疗、手术治疗和康复治疗。如果患有帕金森病，请尽快去医院就诊，早诊断，早治疗。听从医生专业的建议进行规范化治疗。如果病情有明显变化，也应及时就诊，及时沟通，遵医嘱治疗。如果病情严重到一定程度，药物治疗效果欠佳或出现相关运动并发症，医生也会根据具体情况决定是否行手术治疗，即我们常听说的"脑起搏器"治疗。但并不是每个人都适合行手术治疗，也不是手术治疗后就可以完全停用帕金森病药物，不要盲目跟风。

帕金森病的康复治疗方法

我们鼓励帕金森病患者运动，但也需要选择合适的运动方法及运动强度。对于早期帕金森病患者，无明显平衡功能障碍时，可以进行适当的运动，比如散步、游泳、跳舞、自行车、太极、瑜伽、下棋、打麻将等活动，此阶段锻炼的主要目的是维持患者良好的心肺功能和肢体关节活动度。已经出现平衡障碍的患者，建议打太极、散步、固定位的自行车锻炼等，主要目的是放松肌肉，维持关节活动度，保持良好的身体稳定性和延展功能，但过程中一定要避免摔倒。同时，不推荐运动量过大的运动。

帕金森病的康复治疗包括：减重步行训练、放松训练、关节活动度训练、肌力训练、平衡及协调训练等。以下列举了一些康复锻炼的方法，患者可以适当进行锻炼。

（1）放松锻炼：在安静、灯光柔和的地方进行，穿着宽松，身体尽可能放松，闭上眼睛，随后开始深而缓慢的呼吸，并将注意力集中在呼吸上。腹部在吸气时鼓起，呼气的时候放松，通过鼻子吸气，并想象着空气向上到达额头，经过头部和背部到达脚。连续锻炼 5 ~ 15 分钟可使全身肌肉松弛。

（2）面部动作训练：包括尽量皱眉后展眉、用力睁闭眼、鼓腮、露齿和吹哨动作。对着镜子，让面部表现出微笑、大笑、露齿而笑、噘嘴、吹口哨、鼓腮等。

（3）关节运动范围训练：对着镜子活动各个关节，或在家属的帮助下锻炼关节功能。注意每个关节都要活动到位，但是也不能过度的牵拉。对已经出现关节活动障碍的患者，训练要循序渐进，避免肌肉拉伤。比如握拳伸拳、踝部运动、上肢抬举放下、左右转体运动等。

（4）平衡训练：双脚分开 25 ~ 30 厘米站立，向前后左右移动重心，保持平衡；向前、后、左、右跨步运动。

（5）语言训练：每天要坚持练习舌头的伸出和缩回；舌头在口腔内

快速左右移动；舌尖顺时针及逆时针环形运动。另外配合发声练习，快速说出"拉-拉-拉""卡-卡-卡""拉-卡-拉""卡-拉-卡"。

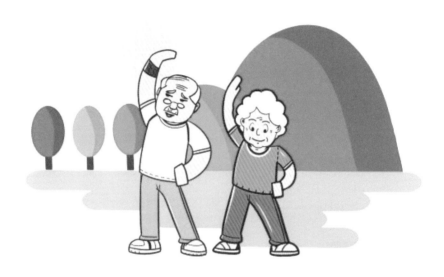

帕金森病患者日常生活中的注意事项有哪些?

选容易穿脱的衣服、不用系鞋带的防滑鞋；在淋浴地板上铺上防滑橡胶垫，在床上装护栏；细嚼慢咽，避免呛咳；多吃蔬菜、水果，补充维生素 D 及钙；鼓励患者自己做力所能及的事情，鼓励适当运动；若有平衡障碍，避免摔倒，可借助拐杖、助步器行走；家人尽量陪伴、关爱帕金森病患者。

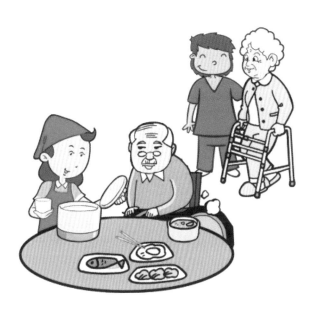

📖 帕金森病的预后

尽管患了帕金森病是让人很担心的一件事情，也需要终生服用药物，但帕金森病患者的预期寿命与正常人相当。对于某些患者，症状逐步发展时间可能超过 20 年，早治疗可延缓症状的进展。

（苏　闻　刘慧菁）

第七章 谵妄

张大爷近几天有些发烧、咳嗽，在家吃了退烧药和感冒药。这两天突然犯起了糊涂，说些不存在的人或事，烦躁，不吃不喝，睡眠颠倒。这种情况时好时坏，白天情况好些，晚上情况差。稍微清醒时，能认识少数家人，知道自己在哪里，知道现在是哪年哪月，能分清上下午；糊涂厉害时，不认识家人，忘了自己在哪里，不知现在何年何月，也分不清上下午。家人担心张大爷是不是精神出了什么问题，带着张大爷去了医院，抽血、化验还照了"片子"，最后诊断为肺炎、谵妄。医生告诉家人，张大爷犯糊涂是因为得了肺炎，出现了谵妄，需要住院好好治疗，肺炎控制住了，谵妄才能好转。

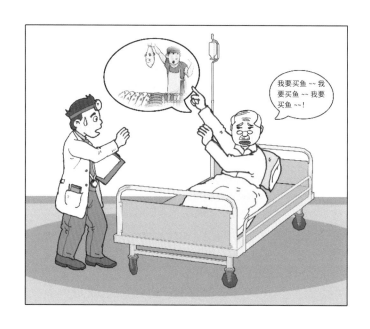

什么是谵妄？哪些人更容易出现谵妄？

谵妄是多种原因引起的意识混乱状态，表现为注意力不集中，或者难以转移其注意力，不知道周围的人是谁，不清楚自己在哪儿、现在是什么时候，还可能看到或听到实际不存在的事物或声音。谵妄多由一些疾病或状态引发，如肺炎、低血糖、手术等。

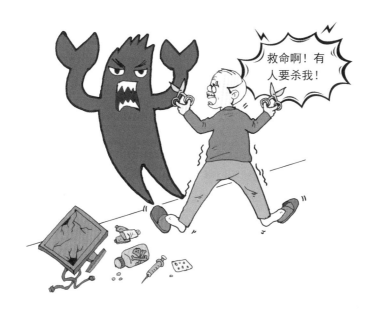

老年人易发生谵妄，伴有以下情况的老年人谵妄风险更高：基础疾病多或服用大量药物、患有脑部疾病如痴呆等、存在视力或听力障碍。住院的老年人中谵妄非常常见，尤其是手术后或存在疼痛的情况下，有接近30%的老年内科患者出现过谵妄。而在老年外科患者中，谵妄的风险为10%至50%以上不等，其中虚弱（如跌倒后髋骨骨折）患者或接受复杂手术（如心脏手术）者出现谵妄的风险会更高。

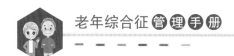
谵妄有什么后果与危害？哪些原因可引起谵妄？

谵妄可威胁到患者的独立生活能力、增加患者的痛苦、增加药物的使用、延长住院时间、诱发各种并发症，甚至危及生命。可引起脑萎缩，使患者认知功能和执行能力明显下降，严重影响患者生活质量。可使患者躁动、出现幻觉等，长时间的谵妄持续状态，使患者不能配合治疗，增加照护的时间及难度。

很多原因都会使老年人出现谵妄，最常见的原因包括：水电解质紊乱（如脱水、低钠血症和高钠血症）、感染（如泌尿道、呼吸道、皮肤和软组织感染等）、脑部问题（如颅内感染、癫痫发作或脑卒中）、药物或酒精中毒及戒断（如治疗失眠、抗精神病、治疗情绪的药物及止痛药物等）。酒精戒断（指人在每日大量饮酒后突然停止饮酒）也可引起谵妄。一些神经科用药（如巴比妥类、苯二氮䓬类及选择性 5- 羟色胺再摄取抑制剂）戒断同样也会引起谵妄。代谢障碍（如低血糖、高钙血症、尿毒症、肝衰竭、甲状腺毒症）、低灌注状态（如休克、心力衰竭）、手术后状态等也可引起谵妄。

如何发现谵妄？

尽早发现谵妄有利于患者及时就医，及时发现潜藏的病因，阻止疾病进一步进展，改善疾病结局。因此家人或陪护人员应仔细观察老年人的反应。在与老年人交流的过程中，关注老年人有无注意力不集中，有无记忆力明显减退，是否认识身边环境、家人，是否知道日期；观察有无亢奋、烦躁或低落，睡眠明显减少甚至几天不睡觉，或者白天睡眠增多困倦，夜间兴奋、多语，说一些奇怪的话或不存在的人或事，出现奇怪的行为等。上述情况均提示谵妄的可能，应及时就医。医生在了解患者病情和查看患者情况后，会对患者进行基本的内科查体和神经系统检查，一般会进行抽血化验、尿液化验等，行头部 CT 扫描，必要时可能会行脑电图检查，怀疑有颅内感染时，可能还会行腰椎穿刺，抽取脑脊液化验。

如何治疗和预防谵妄？

引起谵妄的病因多种多样，所以医生会首先找出谵妄的病因，针对病因来治疗。比如本章节开始提及的张大爷，他的谵妄是由于肺炎引起的，因此首先针对肺炎进行治疗。当然还有一些其他原因引起的谵妄，比如药物，医生将停用或更换药物。

除了病因治疗，医生还会针对谵妄症状予以治疗，治疗分为非药物治疗及药物治疗。

非药物治疗包括尽可能提供安静的病房环境；提醒患者身在何处、为何住进医院；夜间给予患者辅助睡眠药物改善睡眠质量，尽量恢复正常睡眠时间；脑功能锻炼主要包括注意力训练、工作记忆、习惯纠正训练等，病情允许的谵妄患者在有条件的医院可以接受脑功能锻炼；增加家人的陪伴；增加与患者沟通和交流等。通过上述治疗，部分谵妄可能得到控制。

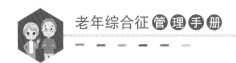

但出现以下情况需要药物治疗：谵妄伴发行为及情感障碍导致患者极度痛苦、危及患者或他人安全、干扰基本的检查及治疗、非药物治疗无效等。药物治疗需在密切监测不良反应的情况下小剂量滴定治疗。

最终大多数谵妄患者会完全康复。治疗后若谵妄症状仍不改善，建议重新评估谵妄的诱因并予以治疗，或随访判断是否存在痴呆。

对于谵妄的预防，医生会通过一些措施尽量降低住院患者发生谵妄的风险，如避免使用某些药物；保持房间安静以促进患者睡眠；若患者平时配戴眼镜或助听器，白天尽量继续戴眼镜或助听器等。

（李淑华　李　毅）

第八章　睡眠障碍

　　张大爷最近一段时间睡眠不好，晚上睡不着，睡着了也总是醒，爱做梦，凌晨三四点醒了就再也睡不着了，白天犯困、做什么事情都提不起精神，想吃点安眠药又怕药物依赖，但天天睡不好觉，张大爷觉得头晕、头胀，血压也高，全身都不舒服，心情烦躁、郁闷，到医院做了很多检查也没发现什么大毛病，大夫告诉张大爷这是得了睡眠障碍。

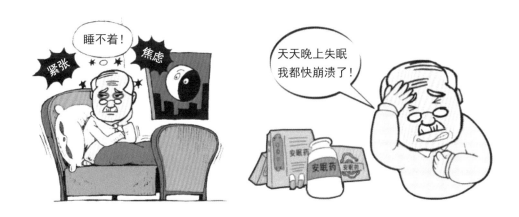

什么是睡眠障碍？睡眠障碍有哪些危害？

　　随着年龄增长，老年人深度睡眠和维持长时间睡眠的能力逐渐下降，易出现睡眠质量下降，很多老年人都会受到入睡困难、早醒、觉醒次数增多等睡眠问题的困扰。睡眠障碍是指在各种因素的影响下，人体睡眠－觉醒系统紊乱，多表现为睡眠不足、睡眠过多，或睡眠中出现异常的行为。

睡眠障碍主要包括以下几个方面：①入睡困难及睡眠维持困难，如多梦、易醒、醒后不易再入睡；②白天过度嗜睡，导致夜间睡眠质量下降；③睡眠呼吸障碍，如睡眠呼吸暂停综合征。睡眠呼吸障碍是指在睡眠过程中出现呼吸异常，常表现为睡眠时打鼾、呼吸暂停，睡眠质量差、白天困倦。这类睡眠障碍常被忽视，却严重影响老年人的生活质量。

影响生活质量：睡眠障碍会影响老年人日间正常活动，常表现为白天困倦、乏力。性格也会因此变得急躁。有些老年人会出现晨起头痛不止，工作效率严重下降。

引发多种疾病：睡眠障碍会引起肥胖、糖尿病、高血压、心血管疾病，甚至因免疫功能下降诱发癌症。长期睡眠障碍还会导致认知功能损伤，阿尔茨海默病等神经退行性疾病的患病率及死亡率升高。研究发现，每天少于 6 小时睡眠者中风的发生率是每天 7 ~ 8 小时睡眠者的 4.5 倍。

影响心理健康：焦虑、抑郁是目前最常见的心理健康问题，睡眠障碍是焦虑抑郁的常见表现，存在睡眠障碍的老年人焦虑抑郁的发病率明显升高，影响老年人群的身心健康。

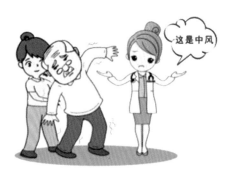

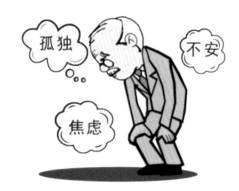

如何判断自己是否患有睡眠障碍？

我们可以通过一些睡眠量表来判断自己是否存在睡眠障碍。其中最为简单易行的是"阿森斯睡眠失眠量表"，此量表广泛应用于门诊和社区老年人群中。并且，该量表为自测量表，可以根据近一个月来自己的睡眠情况进行相应的勾选，计算各个项目的总分便可判断睡眠质量。量表总分为 0～24 分，得分越高说明睡眠质量越差。一般来讲，总分＜4 分为无睡眠障碍；4～6 分为可疑失眠；＞6 分为失眠。

阿森斯睡眠失眠量表

题目	0分	1分	2分	3分
1. 入睡时间（关灯后到睡着的时间）	□没问题	□轻微延迟	□显著延迟	□延迟严重或没有睡觉
2. 夜间苏醒	□没问题	□轻微影响	□显著影响	□严重影响或没有睡觉
3. 比期望的时间早醒	□没问题	□轻微提早	□显著提早	□严重提早或没有睡觉
4. 总睡眠时间	□足够	□轻微不足	□显著不足	□严重不足或没有睡觉
5. 总睡眠质量（无论睡多长）	□满意	□轻微不满	□显著不满	□严重不满或没有睡觉
6. 白天情绪	□正常	□轻微低落	□显著低落	□严重低落
7. 白天身体功能（体力或精神，如记忆力、认知力和注意力等）	□正常	□轻微影响	□显著影响	□严重影响
8. 白天思睡	□无思睡	□轻微思睡	□显著思睡	□严重思睡

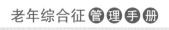 如何预防和治疗睡眠障碍?

改善睡眠障碍的方法主要包括保持良好的睡眠习惯、调整情绪及饮食、适当锻炼，以及药物治疗等。

（1）做好睡前的准备工作、营造适宜的睡眠环境：晚饭后可以吃点水果，但不要再大量喝水，并且上床睡觉前一定要再排一次尿，目的是避免熟睡时因想如厕而醒来。洗漱的时候可以用热水泡泡脚，让身心都得到放松，有助于快速入睡。许多老年人容易因细小的声音或较强的光线惊醒，再入睡困难，建议选择遮光效果较好的窗帘，夜间保持安静、温度适宜的环境，台灯的光线要柔和，还可以在睡觉时戴上眼罩，不必担心被光线打扰。

（2）找到合适的生物钟：每个人都有一套适合自己的生物钟，老年人需要花些时间来摸索适合自己的睡眠周期，然后根据此周期形成规律的生物钟，改善睡眠节律。

（3）适当增加锻炼：如果白天缺少运动，只是看电视、报纸、手机等，就会发现晚上总是翻来覆去睡不着觉。因此，白天可进行一些中等强度的活动，比如打太极拳、散步等，改善入睡困难的情况。但需要提醒老年朋友的是，临睡前不适合进行运动，睡前运动反而会让神经兴奋，对睡眠质量造成不利的影响。

（4）学会控制情绪：很多焦虑、抑郁的老年人会出现睡眠障碍，应对自己的睡眠保持平和的心态，一晚、两晚睡得不好，不用太过于担忧。

避免情绪剧烈波动，睡前不要谈论及回忆一些不愉快的经历，也不要过于兴奋。把失眠当成是顺其自然的事情，睡前可以在室内外漫步或静坐，这些心理上的调节都有助于睡眠。

（5）远离电子设备：手机和电视等电子设备容易使人的大脑处于清醒状态。所以，建议您在睡前放下手机，远离电子设备。

（6）饮食保健：老年人饮食宜清淡可口，忌食辛辣、肥腻，平时可以多吃点酸枣仁、百合、龙眼、莲子、首乌和桑葚，都有安神的功效。也可在中医大夫的指导下服用一些食疗方，包括猪心枣仁汤、百麦安神饮等。心脾两虚者，睡前按摩背部夹脊穴；心气虚弱者，予酸枣仁粉睡前冲服，或遵医嘱服用。

（7）药物：大约60%的失眠老年人需要偶尔或长期服用安眠药，主要包括短效的力月西、思诺思，以及中长效的艾司唑仑、佐匹克隆、阿普唑仑等。患者需在医生的指导下用药，不要自行用药或擅自停药。

总之，睡眠障碍是老年人很常见的问题，影响老年人的身心健康和生活质量，需要引起我们的重视，在排除了身体疾病对睡眠的不利影响后，保持良好的睡眠习惯、调整情绪、调节饮食及适量运动，以及适当服用改善睡眠的药物来提高睡眠质量，对身心健康有益。

（马欣昕）

第九章　头晕

很多人因"头晕"来医院就诊，其实头晕有不同的表现，一般分为头晕、头昏、眩晕三种。头晕是老年人常见的一种症状，表现为自身不稳感；头昏表现为头脑不清晰感、头部沉重压迫感；眩晕表现为自身或环境的旋转、摆动感。上述症状可以单独出现，也可以同时出现或相继出现。

什么是眩晕？

眩晕是指有周围物体或自身明显旋转的运动错觉或幻觉，无论有多重，持续时间多长，都不伴有意识障碍。眩晕发生率高，伴随症状和体征形式多样，病因十分复杂。据统计，眩晕约占所有头晕患者的一半。

眩晕分为中枢性眩晕和外周性眩晕。中枢性眩晕多为颅内病变、头外伤等引起。如果出现眩晕伴有口角歪斜、肢体活动困难、肢体麻木、看东西重影、行走不稳、言语不利等表现，提示可能是脑血管病，也就是俗称的"中风"，一定要立刻拨打急救电话送往医院就诊。这个时候时间就是生命，必须争分夺秒，不然可能出现严重的后遗症。运送途中尽量制动，准备呕吐袋和毛巾备用。医院有绿色通道，紧急分诊救治。

外周性眩晕多为耳部疾病引起，比如"耳石症"等。一位72岁的王奶奶早晨起床后，突然感到头晕、不能睁眼、恶心、呕吐，立刻躺下平卧，数分钟后症状明显好转。因以前有高血压病史，家人测血压

170/95 mmHg，口服降压药后血压正常。平卧 1 小时后症状完全消失，遂起床准备早饭，起床后再次发生头晕、恶心、呕吐，此后症状多次发作，均发生在体位变动时，平卧不动时明显缓解。王奶奶在家属的陪同下，来到医院神经内科就诊。大夫详细询问了病史、查体后告诉王奶奶，应该到耳鼻喉科就诊，得的是"耳石症"。

耳朵里也会长"石头"——耳石症

生活中，您是否有过这样的经历：

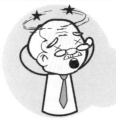

天旋地转，
不能转侧？

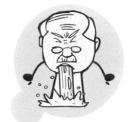

恶心、呕吐、出冷汗、
面色苍白、四肢冰凉？

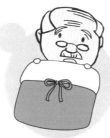

清晨不能起
床，动则头晕？

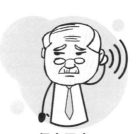

偶有耳鸣？

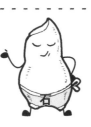

这些都有可能是"耳石"在作怪！

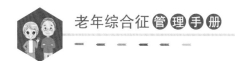

我们的耳朵最常见的功能是感知外界的声音刺激，除此之外还有一项非常重要的功能——保持平衡。维持平衡功能的部分位于内耳，称为前庭。前庭功能出现问题会引起眩晕症状，其中前庭周围性病因明显多于前庭中枢性病因，而在前庭周围性病因中，良性阵发性位置性眩晕（"耳石症"）和梅尼埃病是最主要的病因。这种与头位变动有关的眩晕是内耳病变所诱发，因此出现这一类症状应该到耳鼻喉科就诊，进行前庭功能检查，诱发出位置性眼震。由于"耳石症"还可能合并其他前庭功能异常，一定要做全面检查，排除可能合并的其他疾病。

耳石症是一种什么病？

老百姓常说的"耳石症"就是良性阵发性位置性眩晕。引起"耳石症"的原因包括原发性（或称特发性）、外伤、手术、梅尼埃病、特发性突聋等。耳石症确切的发病机制并不清楚，目前比较公认的说法是本应该沉积不动的内耳胆固醇结晶在内耳内淋巴液里移动，带动内耳壶腹嵴帽移动而引起症状和体征。"耳石"指的就是这些胆固醇结晶。

耳石症有什么表现？

典型的"耳石症"发作表现为患者相对于重力方向进行头位变动时（如躺下、起床、翻身、抬头、低头），发生短暂的眩晕。眩晕的特点表现为旋转性，持续时间短，有潜伏期。旋转性是指发作时感觉天旋地转，睁眼看物体时感觉物体在眼前转动；持续时间短则数秒，长则数分钟；头位变动后不会立即诱发眩晕，多数在数秒潜伏期后出现。同时还可以伴有恶心、呕吐、出冷汗等自主神经症状，也会有头晕、头重脚轻、漂浮感等症状。

耳石症如何治疗？

与其他头晕疾病不同，耳石复位法是"耳石症"的主要治疗方法。患者确诊后通过躺下、翻身、坐起等动作，使脱落的"耳石"复位。耳石复位法就是根据耳石累及半规管的不同采取不同的头位变动，目的是使移动的耳石回到前庭，不再引起壶腹嵴的摆动，从而治疗疾病。有一部分患者在复位治疗后会存在一些头昏、不稳的感觉，尤其是代偿功能降低的老年患者更常出现，此时可以服用一些改善内耳微循环的药物，如倍他司汀、银杏叶提取物等。

"耳石症"是目前外周性眩晕疾病中治疗效果最好的一种疾病，仅需手法复位即可。不过有不少患者可能会复发，即使复发，也可以及时到医院就诊治疗。

什么是"梅尼埃病"？

除了耳石症，还有一种常见的内耳疾病可以引起眩晕，即梅尼埃病，也就是老百姓常说的"美尼尔病"。与"耳石症"一样，梅尼埃病也是内耳病变引起。多因为内耳微循环障碍、病毒感染、变态反应、代谢及内分泌异常等因素引起内耳里的膜迷路发生积水，引发症状。梅尼埃病是目前所有外周性眩晕疾病中发病率第二的疾病，在老年人中也非常常见。

梅尼埃病有什么表现?

梅尼埃病是一种发作性眩晕疾病，分为发作期和间歇期，主要症状包括眩晕、耳聋、耳鸣及耳闷四个主要症状。

眩晕发作主要表现为天旋地转，可以反复发生，每次持续时间为数十分钟到几小时。常伴有恶心、呕吐、出冷汗，走路不稳等平衡功能障碍表现，一侧或两侧的耳朵听力下降，眩晕停止后，听力可以有一定程度的恢复。但疾病反复发作后，听力逐渐下降。也可伴有耳鸣，可以是蝉鸣或者刮风样的声音。

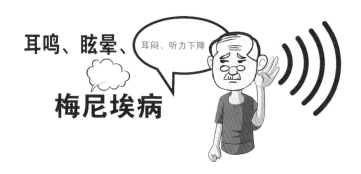

耳鸣、眩晕、耳闷、听力下降 梅尼埃病

梅尼埃病如何治疗?

目前梅尼埃病尚不能完全治愈，但可通过治疗改善症状。一般使用镇静药、血管扩张药、钙通道阻滞剂、前庭功能破坏剂及激素类药物，改善内耳微循环、减轻膜迷路积水。在眩晕发作的急性期可以使用苯海拉明等药物控制眩晕症状。在间歇期应避免感冒、熬夜等诱发因素，规律作息，保持良好的心理状态，避免情绪波动过大。注意低盐、低脂、高蛋白、高维生素饮食，避免吸烟，饮酒、浓茶、咖啡及摄入过多食盐。

应该强调的是由于梅尼埃病是发作性疾病，患者应该注意保护自己，避免汽车驾驶和危险操作等，防止跌倒和意外发生。

📖 什么是头昏？哪些疾病容易引起头昏？

头昏是指头脑不清晰感，可有头胀、头部发紧感、头重脚轻感，与自身运动无关联。

一些内科疾病，包括高血压、低血压等常常引起头昏症状，无论原发性高血压或继发性高血压，都可能引起，多描述为"醉酒感""轻微摇晃""脚踩棉花"等，而非眩晕，常伴有头胀、头痛，范围波及全颅而非单侧。需要注意的是，引起症状的血压数值因人而异，特别是基础血压较低的患者，很可能在血压正常高值或轻度高血压的情况下出现症状。此外，持续低血压状态同样可能出现头昏症状，此时应更多考虑全身情况而非单一心脏疾病，如贫血、脱水、低血容量等。严重的心脏病虽然可以出现持续低血压状态，如心脏泵衰竭、大面积肺栓塞等，但通常以原发疾病表现更为突出。

出现头晕、头昏、眩晕表现时，需到医院就诊，一般可完善头部影像学检查，比如头部 CT、MRI 等，排除颅内疾病；排查是否有颈椎病、耳部疾病、低血压、高血压、心脏疾病、贫血、感冒、其他慢性疾病等，

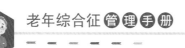

以及睡眠障碍、情绪障碍、工作压力大等情况。

什么是先兆晕厥（晕厥前状态）？

先兆晕厥又可称为晕厥前状态，是晕厥前的症状，包括严重头晕、视觉异常（如"管状视野""黑蒙"）、不同程度的意识改变（意识蒙眬状态），无完全意识丧失。先兆晕厥可以发展成为晕厥，或者不发生晕厥即终止。血流动力学异常持续时间更短者，甚至没有发展至先兆晕厥，而仅出现头晕症状。但因为这种情况与晕厥发作的机制是相同的（特别是心源性晕厥），后续的评估与处理应等同于晕厥发作，具体内容详见"晕厥"一章。

头晕如何治疗？

首先要明确诊断，不同的疾病治疗方式不同。缺血性脑血管病相关的头晕一般要到神经内外科诊治，使用阿司匹林等抗血小板药物、他汀类等降血脂药物治疗；情绪、睡眠问题引起的头晕要注意休息、多进行户外运动、放松心情等，必要时行药物治疗控制；内科相关疾病引起的头晕则治疗相关疾病；如果是耳鼻喉科疾病请专科诊治；原因不明的头晕，可给予改善症状的药物，比如敏使朗、眩晕宁，以及中药等药物治疗。

头晕的预防措施有哪些?

（1）积极参加体育锻炼，提高身体素质。

（2）饮食宜清淡和容易消化。戒烟、戒酒，不宜饮用食用浓茶、咖啡、韭菜、辣椒、大蒜等刺激性饮料及食物。

（3）发作期宜卧床休息，防止起立跌倒受伤，减少头部转动。

（4）卧室光线宜昏暗，环境要安静。

（5）保持心情舒畅。

（杨　弋　刘君萌）

第十章 晕厥

普通人对于"晕厥"的理解与表述多种多样，比较常见的有"晕倒""昏过去""不省人事""什么都不知道了"等，但出现这些情况就真的是"晕厥"吗？当自己或家人出现类似情况，第一时间应当如何进行甄别或应对？"经常发作""有好多年了""醒过来以后都正常"的"晕厥"究竟有没有危险呢？

晕厥是一种症状，表现为突发、短暂、完全性意识丧失，导致不能维持姿势性张力，并且能迅速自行恢复，其机制可能是大脑低灌注。从定义中可以看出以下几点：首先，突发的完全性意识丧失通常会导致"瘫倒"或者"摔倒"。需要注意的是，患者在"瘫倒"或"摔倒"这个过程中是没有意识的，完全对外界没有反应，与"不慎跌倒""滑倒""猝倒"等不同，后种情况下患者在"倒下"的过程中是清醒的，只是由于种种原因不能阻止"倒下"。在实际情况中，由于每个患者主观情绪（如癔症）和主观表述方式（与受教育程度有关）均有差异，传递出来的信息会出现偏差，加之"先兆晕厥"中常有黑蒙、意识蒙眬状态，因此需要医生反复细致地询问发作时的情况。其次，短暂性意识丧失、迅速自行恢复。"短暂"的概念比较模糊，BRAUWALD心脏病学界定为"意识丧失不超过10秒"，可以理解为"瞬间发生""瞬间恢复"，而且不需要借助任何外力或治疗措施。例如，心源性猝死复苏成功时，常符合"突发、短暂、完全性意识丧失、迅速恢复"等条件，但不是"自行恢复"，而是经过抢救措施才使意识恢复，因此不能定义为晕厥。日常生活中最常见的典型"晕厥"过程为，患者突发意识丧失而摔倒，倒地、碰撞后意识即恢复。最后，意识丧失出现的原因为大脑低灌注，主要用于区别晕厥以外情况导致的短暂性意识丧失，如癫痫、低血糖、药物或酒精中毒、脑震荡等。

老年人晕厥发作并不罕见（年发病率 7%），但由于患者通常合并多种疾病，症状相互混杂，病情相互影响，晕厥发作时常伴有跌倒，因此很难将二者区分开。

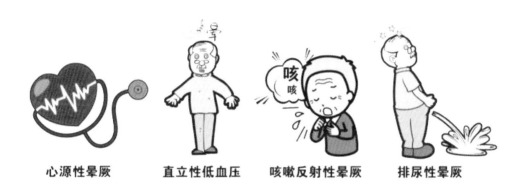

心源性晕厥　　　直立性低血压　　　咳嗽反射性晕厥　　　排尿性晕厥

📖 导致晕厥的疾病有哪些?

晕厥并非单一疾病名称，而是不同疾病的相同临床症状。最常见的病因包括心源性晕厥、直立性低血压、反射性晕厥等，其中心源性晕厥危险性最高，包含了一大类疾病，最需要尽早识别。它可以只是一位"不速之客"，带来些麻烦与困扰；也可以是穷凶极恶的"杀手"，随时进展为

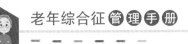

心源性猝死；但与此同时，我们也可以在它"露出匕首"前，通过药物、手术或者植入器械（如植入性心脏除颤仪）等方式力挽狂澜。临床上有很多无创或有创的检查方式检测或筛查这类疾病。

在心源性晕厥中，心律失常是最常见的原因之一，特点是伴有心悸、黑蒙等前驱症状，但亦可毫无征兆。可以进一步分为缓慢型心律失常和快速型心律失常。对于老年患者而言，传导系统退行性变所致的缓慢型心律失常更为常见（如病态窦房结综合征）；而快速型心律失常则多伴随其他器质性心脏病或心功能衰竭出现（如室性心动过速），一些致心律失常的遗传性疾病（如离子通道病、致心律失常性右室心肌病等）常于中年以前发病。但心律失常发作往往具有随机性，随着晕厥发作结束而消失，有时即使穷尽手段也难以捕捉到，包括常用的普通心电图、动态心电图等，甚至心脏电生理检查亦可能一无所获，因此植入性心脏监测仪（insertable cardiac monitors，ICM）应运而生，用于不明原因晕厥患者的诊断。

缺血性心脏病（如冠心病）所致晕厥，发作前后常伴有心绞痛症状，如胸闷、胸痛或者濒死感等，由于冠心病人群基数庞大，是心源性晕厥中必须排查的病因之一。此外，还有一类心源性晕厥是由于在血液流经心脏与大血管的过程中，遭遇机械性因素引发的梗阻，导致血流中断或骤然减少所致，常见的疾病有肺栓塞（或严重肺动脉高压）、二尖瓣狭窄、肥厚梗阻型心肌病、主动脉瓣狭窄等，这类病因导致晕厥常没有症状或与运动相关，危险性极高，但心脏超声检查易明确诊断。

心源性和非心源性晕厥的相关病史特征

心源性晕厥特征	非心源性晕厥特征
老年（＞60岁）	年轻
存在已知的缺血性心脏病、结构性心脏病；既往有心律失常或心室功能下降	无心脏疾病病史
有短暂的前驱症状（如胸痛、心悸），或无前驱症状、突发意识丧失	晕厥仅发生在站立时
运动中发生晕厥	从卧位或坐位到站立位的体位改变时发生
仰卧位发生晕厥	存在前驱症状：恶心、呕吐、发热感
晕厥发作次数少（1次或2次）	存在特定诱因：脱水、疼痛、痛苦刺激等
心脏检查结果异常	情景因素：咳嗽、大笑、排尿、便秘、吞咽
有遗传性疾病或早发心源性猝死家族史，存在已知先天性心脏病	频繁发作，有长期晕厥发作史，并且临床特征相似

注：选自《2017 ACC/AHA/HRS晕厥诊断与处理指南（中文）》。

直立位低血压又称体位性低血压，指变为直立位时收缩压下降 $\geq 20\,\text{mmHg}$、舒张压下降 $\geq 10\,\text{mmHg}$，或收缩压 $< 90\,\text{mmHg}$，由此引发的晕厥或"先兆晕厥"在老年人群中很常见，其特征是晕厥发作常继发于体位变动，并伴有面色苍白、心悸、恶心、出冷汗等前驱症状，甚至可以出现小便失禁。原因可能归结于自主神经退行性变，神经系统病变累及自主神经（如多系统萎缩），或者代谢性疾病并发症（如糖尿病神经病变）等，使得机体不能迅速对体位改变做出调节反应，而导致低血压、晕厥。此外，老年人基础疾病多、用药情况复杂，药物诱发或加重直立性低血压的现象值得重视，常见药物包括降压药（特别是利尿剂和 α 受体阻滞剂）、治疗前列腺增生的药物（α 受体阻滞剂）、治疗帕金森病的药物（多巴胺受体激动剂、左旋多巴）等。需要注意的是，如没有直立性低

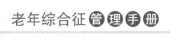

血压病史，突然出现"与体位改变相关的晕厥"发作，还要警惕消化道出血、肺栓塞等急症。

反射性晕厥在日常生活中亦不少见，常见的有血管迷走性晕厥、情境性晕厥，其特点是晕厥发作于特定的情况下，如久站、排尿、大笑、咳嗽、疼痛刺激、情绪应激等，通常会反复多次发作，患者很可能年轻时就已经出现晕厥发作。直立倾斜试验对于血管迷走性晕厥有一定的诊断价值，情境性晕厥则依赖于病史，并需要排除其他原因所致晕厥。

晕厥的危险分层

引起晕厥的原因可能是良性的（如情境性晕厥），也可能是威胁生命的（如心源性晕厥）。对于医生而言，积极追溯晕厥病因的主要目的在于评估患者预后，包括短期危险和长期危险，以便对不同危险度的患者进行分层管理，选择更有针对性的治疗措施；对于患者而言，客观了解症状的危险程度，避免过度焦虑和盲目大意，能够更好地配合医生进行检查和治疗。老年人晕厥与跌倒相互混杂，即使是"良性晕厥"，也可因跌倒引发一系列恶性事件，严重影响生活质量和健康寿命，因此更应重视对晕厥进行评估，尽可能预防发作。

如何应对晕厥？

首先不要惊慌失措，保护晕厥患者不要因跌倒出现严重外伤，特别是老年人。有时晕厥发作前会伴随前驱症状，如心悸、黑蒙、大汗、恶心或有便意等，但尚未出现意识丧失，此时应尽可能在确保环境安全的情况下，迅速放低重心，采取靠坐位或卧位。晕厥发作时可能存在严重的血流动力学障碍，因此在意识恢复后，即使无明显主观不适，亦应尽快于医院就诊，明确晕厥原因、并进行危险评估。对于已行医学评估、原因明确，再次发作的良性晕厥，如发作时没有合并新情况，可以继续在家中观察。

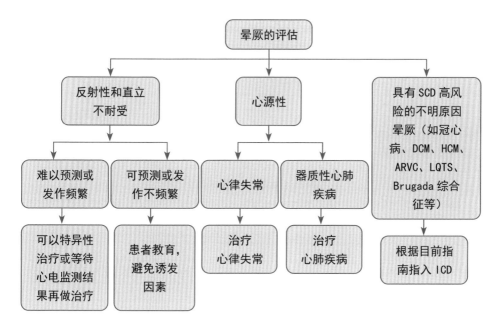

晕厥评估流程图

选自《晕厥与治疗中国专家共识（2018）》。SCD：心脏性猝死，DCM：扩张型心肌病，HCM：肥厚型心肌病，ARVC：致心律失常性右室心肌病，LQTS：长 QT 综合征，ICD：植入性心脏除颤器。

晕厥的治疗策略：心源性晕厥必须进行规范的专科检查和治疗，除非存在禁忌证或已丧失治疗机会。直立性低血压则着重于祛除诱因，如脱水、药物影响等。反射性晕厥应避免进入相似情景、杜绝晕厥发作的条件。此外，可以通过特定的康复训练，如肢体加重动作和倾斜训练，减少直立性低血压或反射性晕厥。

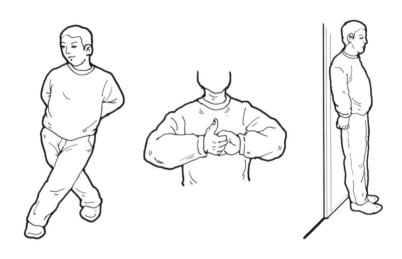

肢体加重动作和倾斜训练

选自《晕厥与治疗中国专家共识（2018）》。

（刘君萌）

第十一章　跌倒

跌倒在老年人群中十分高发，在全世界范围内，每 4 个老年人中就有 1 个发生过跌倒。我国的情况也并不乐观。65 岁以上老年人有 30% 发生过跌倒，年龄越大跌倒的发生率越高，甚至有一半以上的老年患者不止一次跌倒。因此，跌倒被称为是影响老年健康的"头号杀手"。一次跌倒事件的发生就像是一张多米诺骨牌被推倒，可引发一连串的不良事件。使一位原本身强力壮的老年人生活质量急转直下，给个人和家庭带来沉重的负担。

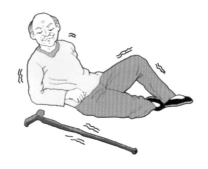

生活中哪些因素容易让老年人发生跌倒？哪些疾病会引发跌倒？

跌倒的高危因素非常多，我们可以从老年人的内在因素和外在因素两方面来考虑。内在因素主要是指老年人自身的情况，比如疾病的影响、老年人躯体功能下降、行为习惯等。外在因素主要包括环境因素、照护者的照护技巧、老年人的穿着等。

很多疾病都与跌倒息息相关，我们不能一概而论，说是某个疾病或者某几个疾病导致了跌倒。在这里，我们从老年常见病的角度，梳理一下与跌倒相关的疾病。

脑血管疾病及帕金森病：这类疾病会导致老年人躯体活动不便及动作不协调，易引发跌倒事件。白内障、黄斑变性等眼科疾病：影响老年人视力，造成视物模糊，看不清障碍物而发生跌倒。冠心病、高血压等心血管疾病：容易导致体位性低血压，增加跌倒风险，体位性低血压是由于体位突然改变，引发血压一过性下降，进而导致脑供血不足。常表现为在猛然起身或体位突然变化时出现头晕、头疼、眼花，甚至是一过性的意识模糊。脊椎疾病：如椎间盘突出和椎管狭窄，导致下肢神经受到压迫，发生下肢麻木、疼痛等症状，影响正常行走，导致跌倒。尿失禁：老年人常存在尿急、尿频等症状，老年人在慌慌张张去卫生间的途中容易发生跌倒。糖尿病：如发生低血糖反应，会导致突发意识障碍引发跌倒。另外，如果血糖控制不佳，发展为糖尿病足，降低了脚底对地面障碍物的感觉，容易引发跌倒。

📖 老年人的功能状态改变也会引起跌倒吗？药物也会诱发跌倒事件吗？

老年人的功能与跌倒相关密切，功能的改变甚至比疾病影响更加严重。例如，老年人普遍存在肌力下降，肌肉的力量不足以支撑身体灵活地、安全地完成日常生活。再比如平衡问题，很多老年人跌倒发生在转身的过程中，他们难以保持身体平衡，在变换姿势的时候容易发生跌倒。视听力的下降，导致老年人看不清物体，也听不到传来的提示声音，增加跌倒的风险。另外，需要强调的是老年人的行为特点也是跌倒的危险因素之一，急脾气的老年人跌倒发生的可能性会更大。

很多老年人并不知道自己服用的药物也会引起跌倒。可以对照这份用药清单，看看自己服用的药物是否会增加跌倒的风险。

易引发跌倒的药物

药物类型	跌倒相关症状、体征
降糖药	低血糖：心慌、头晕
降压药	低血压、体位性低血压
利尿药	低钾血症：乏力
安眠药	嗜睡、反应时间延长
抗过敏药	疲倦、乏力、头晕

降糖药：降糖药引发的低血糖不良反应会使老年人出现心慌、头晕等症状，增加了跌倒的发生风险。

降压药：容易引发体位性低血压，体位性低血压是导致跌倒发生非常重要的原因之一。

利尿剂：导致血液中的钾离子含量下降，过低的血钾浓度容易造成老年人疲乏、四肢无力，导致跌倒发生。

安眠药：导致老年人嗜睡，处于昏昏沉沉的状态，反应能力下降，来不及对危险事件做出及时的反应，增加跌倒风险。

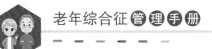

抗过敏药：抗过敏药物的不良反应包括疲倦、乏力、头晕等，这些症状都会增加跌倒的风险。

如何识别自己是不是高危跌倒患者？

下面介绍一些简单的方法，帮助老年人初步识别自身的跌倒风险。

跌倒史

有研究显示，有跌倒史的老年人发生再次跌倒的概率比没有跌倒史的老年人高 4.6 倍。因此，之前发生过跌倒事件，尤其是近 1 年内发生过跌倒的老年人是跌倒高发人群，一定要引起重视，采取措施预防跌倒再次发生。

躯体活动能力

随着年龄增长，老年人会发生各种生理改变。对于老年人，除了疾病，某些生理变化也会导致跌倒的发生。下面介绍一些简单的测试方法，帮助老年人判断自身的平衡能力、下肢肌肉力量、关节活动度等。但在这里需要提示老年人，以下的测试均需要在他人陪伴与保护下完成，以保证测试过程中的安全。

5 次起坐测试

5 次起坐测试可反应老年人的下肢肌肉力量和关节活动度。方法：老年人坐在约 46 cm 高的无扶手椅子上，双脚着地，背部不要靠在椅背上，双手交叉于胸前，以力所能及的速度完成 5 次连续的起立和坐下动作，同时记录时间。如果老年人在 10 秒内能够完成 5 次起坐，说明老年人的下肢力量和关节活动度较好，但如果 10 秒不能，提示老年人跌倒的风险增加。

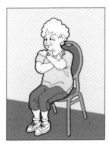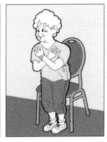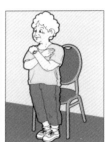

▌ 串联站立测试

　　平衡功能下降无疑是导致跌倒的重要因素，老年人可借助串联站立测试评估自身的平衡功能。方法：分别按照图中所示进行并足、半足、全足站立测试。在无人搀扶的情况下保持每个站立姿势 10 秒。如果老年人不能够保持独立站立 10 秒，说明其平衡功能较差，跌倒风险增高。

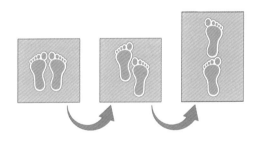

▌ 起立 - 行走试验

　　起立 - 行走试验可综合评价老年人的下肢肌力、平衡及步态。方法：测试前老年人坐在椅子上，记录从椅子上站起来行走 3 m 距离，转身走回原处，并坐在椅子上的时间，在这个过程中可以使用拐杖等辅助器具，但不能搀扶。如果老年人不能在 12 秒内完成起身、行走、转身、走回原处、并坐下的整个过程，则跌倒的风险较高。

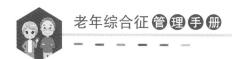

如何正确穿戴?

衣裤的选择

老年人的服装应相对宽松,避免过紧的衣物导致不适。但裤腿不宜过长过于肥大,以免绊倒。

任何时间、场所都不可穿着一次性拖鞋

一次性拖鞋由于材质过软,设计过于宽松,尤其是鞋底过于薄且软,对于足部起不到支撑的作用。在老年人行走过程中,鞋底容易弯曲打折,将老年人绊倒,且后果严重。因此提醒老年人任何时间、任何场所都一定不要穿着一次性拖鞋!

安全的鞋

鞋底:推荐选择防滑鞋底的鞋,有些老年人有误区,认为鞋底厚、软比较舒服。其实老年人的鞋底不应该太厚,过厚的鞋底阻碍了老年人对地面的感知。一般我们推荐橡胶材质的鞋底,在稳定性和减震方面都比较有优势。

鞋跟:鞋跟应该是有一点高度的低跟鞋,一般 2 cm 左右,有利于保持稳定和降低整个足部的压力。鞋跟最好是有一定面积的方跟,可更好、更稳定地与地面结合。

鞋帮:鞋帮要到足踝部,对老年人的足踝起到支撑和稳固的作用。

鞋带或鞋襻:足面需要有鞋带或鞋襻起到稳定的作用。但是,不建议选择圆形的鞋带,容易松动,导致绊倒。

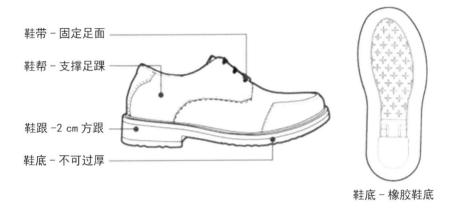

鞋带 - 固定足面

鞋帮 - 支撑足踝

鞋跟 - 2 cm 方跟

鞋底 - 不可过厚

鞋底 - 橡胶鞋底

📖 用药方面有哪些注意事项？

如果您服用降糖药，一定要学会识别低血糖反应，当感到心慌、头晕、大汗、看东西模糊时，一定要马上停止活动，坐下来或者躺下来，立刻补充糖分。

服用降压药的老年人需要警惕体位性低血压的发生。起身动作一定要慢，平卧时可以将头部稍稍垫高，也可以穿弹力袜增加下肢血液回流。

如果服用利尿药，您需要关注自己的血钾情况，定期到医院查一查血钾水平。

服用安眠药的老年人，如果出现乏力、嗜睡的情况，一定要避免活动过度，以增加休息为主。

在这里还需要提醒您的是，速效安眠药物起效非常快，您一定要在洗漱完毕、做好所有睡前准备后再服用。服药后马上躺下睡觉，不要再进行任何活动。

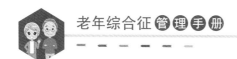

在服用抗过敏药物感到乏力时，也需要减少活动，增加休息时间，改善身体状况，防止跌倒发生。

居家环境有哪些注意事项？

玄关和走廊：进门处应有电灯开关，方便一开门就能有照明。大多数家庭都喜欢在门口放一个小地垫，一定要确认地垫是否防滑，可以使用双面胶带进行固定。玄关处放置一个方便老年人穿脱鞋子的椅子。

客厅：合理调整家具摆放位置，留出足够通道空间，不要在过道堆放杂物。不要使用带轮子的活动家具。有研究显示 80 岁的老年人大概需要比青年人多 3 倍的亮度，因此光线一定要充足，使用最高功率的灯泡提高起居室亮度。座椅的高度要适宜，过低、过软的坐椅会使老年人坐下或起立不方便，坐椅椅面距地面的高度以少于小腿长度 1 cm 左右为适宜。可在常用的沙发或座椅上设置较硬的坐垫来增加高度。确保家中的电线牢固，固定在角落，防止绊倒。

卧室：床的高度适宜，方便老年人上下床，一般是床褥离地面差不多 40～45 cm，略低于老年人膝盖的高度。床边可安装栏杆，防止坠床，并起到借力起卧的作用。床头最好有可方便开启的小台灯，避免晚上离床关灯。为了保证老年人起夜安全，卧室、走廊、卫生间等可以安装小夜灯。床边是老年人跌倒的常见区域，所以床旁最好有一块地毯，老年人意外摔倒时，地毯可以起到缓冲、保护的作用。

卫生间：最容易发生跌倒的地方，因此卫生间内的环境隐患需要特别关注。对于老年人，建议使用坐厕，不建议使用蹲厕。如果马桶较低，可以使用马桶增高垫，有助于坐起有困难的老年人如厕。淋浴间要方便进出，不使用凸起的挡水条。洗漱用品摆放在合理的位置，老年人不用弯腰就能取用。卫生间区域安装的扶手对老年人来说是一个很重要的辅助工具。为了方便老年人进出卫生间，卫生间门口可设置 I 形扶手，马桶旁需要安装 L 形的扶手。此外还可以在坐便器的侧面安装一字型的扶手，这样两侧都有支撑借力，更加安全方便。因为老年人多有便秘的情况，长时间在马桶上坐着会感到疲惫，这时可以安装一字形的渐起扶手提供扶靠支撑。

厨房：建议安装警报装置，包括火、烟雾或一氧化碳探测器，及时提醒，避免发生危险事件；厨房照明一定要好，特别是台面；如果地面出现水渍，一定要立即清理，选用带有长把手的清洁工具，避免老年人长时间弯腰清洁。有哪些运动可以改善躯体状况，预防跌倒？

▋ 平衡训练

• 改善平衡　　一定要有人陪同和保护！！！

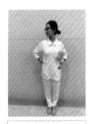

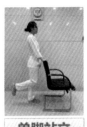

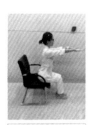

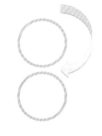

头部转动	单脚站立	坐位前伸	走 "8" 字
✓ 不要低头 ✓ 动作缓慢 ✓ 循序渐进	✓ 不要勉强 ✓ 有人保护 ✓ 借助支撑	✓ 不要低头 ✓ 动作缓慢 ✓ 循序渐进	✓ 动作缓慢 ✓ 有人保护 ✓ 注意转身

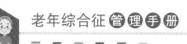

▌肌力训练

·改善下肢肌力

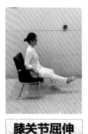

膝关节屈伸

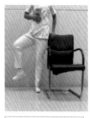
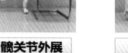
髋关节外展

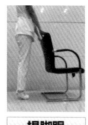
提脚跟

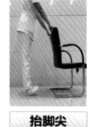
抬脚尖

一定要有人陪同和保护！！！

哪些行为需要注意？

　　最重要的就是要叮嘱老年人动作一定要放缓慢。要时刻想到，慢动作才是最安全的。可以送给老年人一个非常实用的口诀"3个30秒"，睡醒静躺30秒后再坐起，坐起静坐30秒后再站立，站起停留30秒再行走。

> ·起床·小·贴士·
>
> 注意3个30秒
>
> 1. 醒来后在床上躺30秒
>
> 2. 起来后在床上坐30秒
>
> 3. 下地后靠床站30秒

轮椅的选择和使用有什么注意事项？

轮椅的选择是很有学问的。如果不能合理选择或使用轮椅，容易造成跌倒的发生。

在选择轮椅时，我们要注意以下几个尺寸：

（1）轮椅的座椅宽度：座椅两侧要比臀宽多出大约 2.5 厘米。如果座椅太窄，老年人坐在上面活动受限；太宽则活动空间过大，一歪身子就容易发生跌倒。

（2）坐好后，膝关节要超过座椅前缘大约 5 厘米，这样有利于站立的动作。轮椅前方过长会影响膝关节屈曲，脚自然下垂后不能平放在地上，站立的过程中需要向前挪动身子才能站起，容易跌倒。

（3）扶手要高出肘关节 2.5 厘米左右。

在使用轮椅时，我们要尤其注意轮椅的制动。只要轮椅停住，一定要第一时间将轮椅刹车制动，以防万一。养成"轮椅停，刹车止"的良好习惯。

坐轮椅的姿势也有注意之处，应保证老年人坐直坐正，不可前倾、后仰和倾斜。

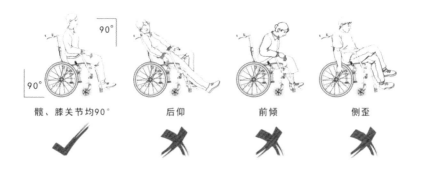

髋、膝关节均90°　　后仰　　前倾　　侧歪

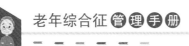

跌倒后如何自救？

（1）跌倒之后不要慌乱，先进行自我检查，微微活动一下肢体，看看是否有严重的损伤，如果难以活动，千万不要强行移动，原地等待救援。

（2）在等待的过程中需要注意的是保暖，家人可以找一床被子为老年人盖好。

（3）正确起身：先挪动臀部到椅子旁或床旁，休息片刻，体力恢复后，尽力翻转身体变成面向下的俯卧位。屈腿，腿部转动带动身体转过去。双手撑地，抬起臀部，屈膝，变为跪姿，以椅子为支撑慢慢站起来。

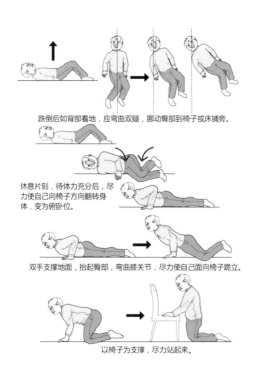

跌倒后如背部着地，应弯曲双腿，挪动臀部到椅子或床铺旁。

休息片刻，待体力充分后，尽力使自己向椅子方向翻转身体，变为俯卧位。

双手支撑地面，抬起臀部，弯曲膝关节，尽力使自己面向椅子跪立。

以椅子为支撑，尽力站起来。

（张　洁）

第十二章　排尿障碍

什么是压力性尿失禁？

孙大妈今年65岁，10年前她和老伴认真规划了退休后的生活：练习跳舞、学习书法、出去旅行……，她希望自己的晚年生活能够充实而有意义。当一切都在有条不紊地推进时，57岁那年，孙大妈突然出现了一个奇怪的症状——一打喷嚏就"漏尿"。

孙大妈起初觉得这是个小毛病，而且关乎个人隐私，就没有声张。逐渐地，漏尿的频率越来越高，除了打喷嚏，咳嗽、快走时也会漏尿。她有点慌了，就悄悄询问了身边几个老朋友。让她没想到的是，这些"老姐妹"也有类似的难言之隐。老姐妹们说，女人年纪大了就会漏尿，去了医院也没用。

老朋友的话让孙大妈感到安心。可是，随着时间的推移，漏尿症状明显加重，她不得不频繁换上尿不湿，尽管如此，身上还是难免有尿臭味，这让孙大妈感到自卑，她再也不敢和大家一起跳舞、集体活动，每天都窝在家里，情绪越来越差，甚至患上了抑郁症。

最近，孙大妈看了一档健康教育节目，无意中发现其中介绍的疾病——压力性尿失禁和她的情况很像，简直就是自己的翻版。

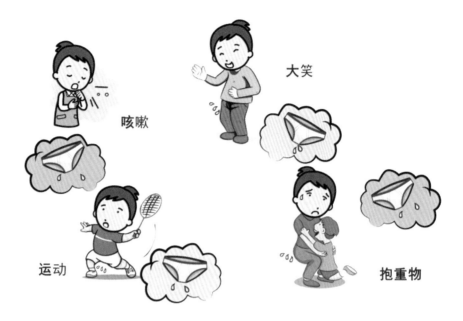

大笑

咳嗽

运动

抱重物

　　压力性尿失禁就是在打喷嚏、咳嗽或运动等腹压增高时，尿液不自主由尿道外口漏出的现象。据统计，有超过 20% 的女性受到本病的困扰。

　　尿道的支撑力对腹压增加时的尿液控制非常重要。在正常情况下，随着腹部压力的增高，骨盆内强壮的肌肉会紧紧夹闭尿道，避免了漏尿的发生。但随着年龄的增长，肌肉力量逐渐减弱，就容易出现漏尿的现象。

压力性尿失禁的常见症状和易患因素有哪些？

　　常见症状包括在咳嗽、打喷嚏、大笑、弯腰、拎重物、快走或性生活时出现不自主的漏尿。上述这些动作或行为都会增加膀胱的压力，特别是在膀胱充盈的情况下，更容易出现漏尿。

　　患病因素包括：①年龄因素：人体的衰老会导致肌肉力量下降，漏尿的现象会逐渐增多。②分娩方式：与剖宫产分娩的女性相比，经阴道分娩者容易出现尿失禁，曾借助产钳分娩的妇女日后发生压力性尿失禁风险也会相应增高。③体重：超重或肥胖女性也容易罹患压力性尿失禁。④既往手术史：如子宫切除术会明显削弱支撑膀胱和尿道的肌肉力量，增加压力性尿失禁的风险。

就像上面孙大妈的例子，本病虽然不致命，但会让您感到尴尬和痛苦，影响您的工作和社交活动。此外，皮肤若经常与尿液接触还可能招致感染和疼痛。如果您长期受到上述症状的困扰，建议您尽快到医院就诊，医生会根据您的病史、临床症状和相关的辅助检查做出正确的诊断。

压力性尿失禁应当如何治疗？

医生会根据您的具体情况制定个性化的治疗方案，总体而言，压力性尿失禁的治疗可分为保守治疗（行为疗法）、激光疗法和手术疗法。

行为疗法可以帮助您消除或减轻压力性尿失禁的发作。包括骨盆底肌肉锻炼，如凯格尔运动，以增强骨盆底肌肉和尿道括约肌力量；生活方式改变，如戒烟，减轻体重或改善慢性咳嗽都有助于减轻尿失禁的症状。

近年来，激光已在医学的各个领域得到了广泛的应用，其作用机制包括生物化学作用和光热解作用。在湿润的环境下，激光光源所发出的热能，可对阴道壁、尿道和膀胱前壁进行加热，刺激胶原纤维和弹性纤维增生收缩，改善阴道黏膜厚度和阴道松弛，从而增强阴道对尿道及周围组织的支撑力，改善压力性尿失禁、子宫脱垂、阴道松弛等症状。有研究证

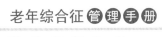

实，激光在治疗轻中度压力性尿失禁、盆腔脏器脱垂和阴道松弛方面具有确切的效果，多数患者因此避免了外科手术。

手术治疗压力性尿失禁的技术成熟，且安全有效，最常见的手术方式为经阴道尿道中段吊带无张力悬吊术。术中，医生将人工合成材料放置于尿道与阴道之间的空隙中，旨在加强尿道后壁的力量，避免压力性尿失禁的发生。该手术疗效确切，并发症发生率很低，术后恢复快，赢得了广大患者朋友的认可及好评。

什么是前列腺增生症，都有哪些常见的症状？

张大爷刚刚过完 70 岁生日，最近几年他逐渐感到排尿没有年轻时顺畅了，不但排尿速度变慢，尿流变细，而且在排尿过程中还会出现中断，最让他难以忍受的是频繁的起夜导致睡眠不足，白天无精打采。

张大爷的儿女看着郁郁寡欢的父亲心急如焚，上周末，一家人陪着张大爷去医院看病。接诊的大夫是一位泌尿外科的专家，在详细了解了病情后，诊断为前列腺增生症。张大爷按照医生的嘱咐规律服药，仅仅过了 3 天，曾经紧皱的眉头就松开了，脸上洋溢着孩子般快乐的笑容。

前列腺增生症是老年男性的常见疾病，可引起泌尿系统不适症状，统称为下尿路症状，包括尿频、尿急、夜尿次数增多、排尿踌躇、排尿困难、排尿不尽感等。50 岁以上男士如出现下尿路症，多半都和前列腺增生症有直接关系。

如果您已经出现下尿路症状，建议到医院就诊，即使症状轻微，也应当在医生的帮助下找出或排除任何潜在病因，这一点很重要，因为未经治疗的下尿路症状很可能导致尿路阻塞，甚至引起急性尿潴留。

前列腺增生症的病因是什么？危险因素和并发症有哪些？

▌病因

前列腺位于膀胱下方，中间有尿道穿过，前列腺增大就会挤压尿道造成梗阻。大多数男士在其一生中前列腺会持续增长，前列腺增大到一定程度，就会引起下尿路症状。目前认为，导致前列腺增大的原因包括衰老和雄激素的持续作用。

▌危险因素

本病的危险因素包括年龄、遗传和生活方式。40 岁以下男性极少出现前列腺增大的症状，而 60 岁到 80 岁男性约 1/3 会出现中、重度下尿路症状，在 80 岁以上的男性中，这一比例大约为 50%。若直系亲属如父亲或兄弟罹患本病，则患病概率大幅升高。许多研究表明，糖尿病、心脏病患者和使用 β 受体阻滞剂的人士（一种具有降血压和减慢心率的药物）发生本病的风险可能会增加；同时，肥胖也是致病的危险因素之一，而运动则能够降低风险。

▌并发症

①突然无法排尿（急性尿潴留）是并发症之一，患者往往需要通过导尿管进行人工导尿。②尿路感染，前列腺增生患者无法完全排空膀胱内

的尿液，这会大大增加尿路感染的风险。③膀胱结石，潴留在膀胱内的尿液也可引起膀胱结石，而结石又可加重尿路感染，二者互为因果。④肾脏功能损害，膀胱内的残留尿液可以引起膀胱压力升高，造成尿液反流，引起输尿管扩张和肾盂积水，久而久之可造成不可逆的肾功能损害，甚至尿毒症。

前列腺增生症如何诊断？

医生需要对您的症状进行评估，并结合专科体检及辅助检查结果来诊断。目前，症状评估主要采用国际前列腺症状评分和生活质量评分。专科体检包括直肠指诊和外生殖器检查。辅助检查则包括尿常规、血清前列腺特异性抗原、肝肾功能、前列腺超声和尿流率检查；病情复杂的患者还可借助前列腺磁共振和尿动力学检查进行鉴别诊断。

国际前列腺症状评分

在过去的 1 个月，您是否有以下症状	没有	在 5 次中				
		少于1次	少于半数	大约为半数	多于半数	几乎每次
是否经常有尿不尽感？	0	1	2	3	4	5
两次排尿之间是否经常小于 2 小时？	0	1	2	3	4	5
是否经常有间断性排尿？	0	1	2	3	4	5
是否经常有憋尿困难？	0	1	2	3	4	5
是否经常需要用力才能开始排尿？	0	1	2	3	4	5
从入睡到早起一般需要起来排尿几次	没有	1	2	3	4	≥5
	0	1	2	3	4	5

注：评分标准：0～7分（轻度），8～19分（中度），20～35分（重度）。

生活质量评分

	高兴	满意	大致满意	还可以	不太满意	苦恼	很糟
如果在您的后半生始终伴有现在的排尿症状，您认为	0	1	2	3	4	5	6

前列腺增生容易产生以下症状：

①小便时必须等待一阵子才能解得出来，有时甚至一两分钟还解不出来；

②尿流变细且微弱无力，有时会中断，分好几次才能解完；

③解完小便后，总还会滴滴答答地流下一些无法解干净的余滴；

④常会尿急到无法控制而流出；

⑤老是觉得膀胱里的尿没有排完，小便后仍觉尿急；

⑥排尿次数增加，尤其是晚上必须起床好几次去小便。

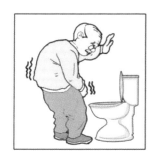
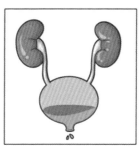
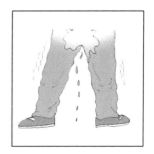
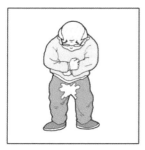
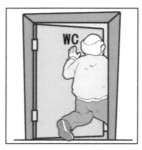
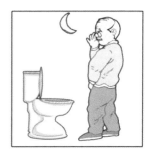

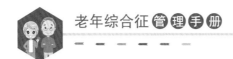

前列腺增生症的治疗方法有哪些？

治疗方法包括观察等待、药物治疗和手术治疗。医生会根据患者具体情况，如前列腺的体积、年龄、整体健康状况，以及下尿路症状的严重程度选择恰当的治疗时机和方法。

症状较轻的患者可以观察等待，主要为生活方式调整，如纠正饮水习惯、限制酒精、茶和咖啡的摄入等。若在此期间症状持续加重，应当及时咨询医生，必要时调整治疗方案。

药物治疗是轻、中度前列腺增生症患者可以选择的治疗方法，旨在改善下尿路症状，延缓前列腺的进一步增生。常用的药物包括 α 受体阻滞剂和 5-α 还原酶抑制剂。前者可松弛前列腺及膀胱颈部的肌肉纤维，降低排尿阻力，可能出现的不良反应包括头晕、鼻塞和体位性低血压；后者则通过影响雄激素的转化缩小前列腺体积，起效相对较慢，一般连续服药 3～6 个月才会起效，不良反应包括性欲减退、皮疹和男性乳腺发育等。

如果存在中、重度下尿路症状，合并膀胱结石，反复发生血尿、泌尿系统感染，发生多次急性尿潴留，以及有肾功能受损的情况，医生会建议接受手术治疗。

前列腺增生症的手术方法和技术日臻成熟和完善，具有疗效确切和术后恢复迅速的优势。目前，主流的手术方式为经尿道前列腺切除术（transurethral resection of the prostate，TURP）。医生将前列腺切除内窥镜从尿道口插入至前列腺区域，随后应用电能切除增生的前列腺组织。

TURP 通常可快速缓解下尿路症状，排尿速度也会明显改善。近年来，经尿道激光前列腺切除术发展迅速，已有取代 TURP 的趋势。其优点在于适应证更广泛、创伤更小、治疗效果更佳、术后恢复更为迅速。常用的术式为激光前列腺汽化术和激光前列腺剜除术。

（王　鑫）

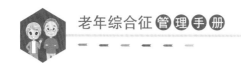

第十三章 排便障碍

随着生活水平的不断提高，人们的饮食越来越精细化，加上老年人胃肠反射减弱，肠蠕动变缓等因素，导致老年人常受"便秘"困扰，严重影响生活质量，甚至可能诱发急性心脑血管意外。

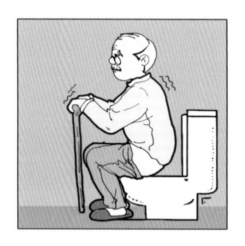

什么是便秘？

由于人们对于便秘的理解不同，老年人对于自身排便情况难以判定，就医时间举棋不定。那么如何判断自己是否存在便秘呢？可以参考下面图片中的内容，当同时存在 2 种或 2 种以上症状，提示存在便秘。如果便秘超过 6 个月则考虑有老年慢性便秘。

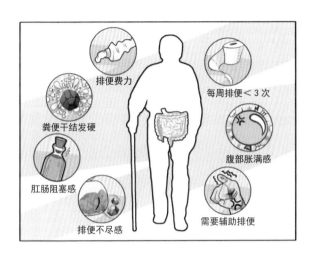

以上症状中，老年人在判断粪便形态时常会遇到困难，到底什么样的粪便属于正常，哪些形态则为不正常呢？下面的示意图提供了直观的判断方法，其中正常的大便应为 3 ～ 5 所示形态。

布里斯托大便分类法

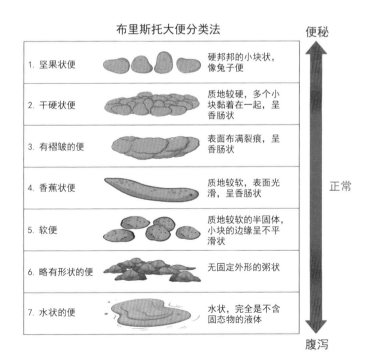

			便秘
1. 坚果状便		硬邦邦的小块状，像兔子便	
2. 干硬状便		质地较硬，多个小块黏着在一起，呈香肠状	
3. 有褶皱的便		表面布满裂痕，呈香肠状	
4. 香蕉状便		质地较软，表面光滑，呈香肠状	正常
5. 软便		质地较软的半固体，小块的边缘呈不平滑状	
6. 略有形状的便		无固定外形的粥状	
7. 水状的便		水状，完全是不含固态物的液体	腹泻

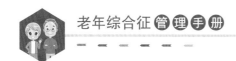

慢性老年便秘有哪些危害？为什么老年人容易发生便秘？

老年人长期便秘可导致痔疮出血、肛裂，加重盆底功能障碍，进而出现焦虑烦躁，导致生活质量下降；或出现粪嵌塞、溢出性大便失禁、穿孔、乙状结肠扭转和尿潴留。痴呆患者可诱发激惹和谵妄等情绪失控状态。用力排便还可诱发急性心脑血管事件，甚至猝死。因此，老年人切不可把便秘当小事，应积极干预与治疗。

我国 60 岁以上老年人中慢性便秘占 15% ～ 24%，并且随着年龄增长，便秘的患病率明显升高。老年人发生便秘的原因如下：①胃肠反射减弱，腹部及骨盆肌肉收缩力下降，导致排便费力；②体力活动减少，肠蠕动变缓，粪便在肠内停留时间过长，所含水分被肠系膜吸收，导致粪便干结；③常伴有痔疮、肛裂等问题，为避免排便时疼痛，有意识地控制便意，久之发生便秘；④感觉口渴的能力下降，体内缺水时难以及时察觉，水分摄入减少，导致粪便干硬；⑤某些疾病（如肿瘤、炎症或其他原因）可引起肠腔狭窄或梗阻；⑥某些药物（如铁铝镁钙制剂、抗组胺药、抗胆碱药、阿片类药、抗抑郁药、抗帕金森病药、钙通道拮抗剂、利尿剂等）可产生便秘不良反应。

如何预防便秘发生？

摄入足够的膳食纤维

膳食纤维摄入是防治老年人慢性便秘的基础，建议老年人每日膳食纤维摄入应大于 25 g。膳食纤维在肠道内吸收水分后膨胀，使粪便软化，增加粪量，并且具有促进肠道内正常菌群繁殖、增强胃肠蠕动的功能，起到润肠通便的作用。富含膳食纤维的食物包括麦麸、鲜豆荚、嫩玉米、花生、菠菜、蒜苗、马铃薯、南瓜、胡萝卜、地瓜、海带等。

▋ **充足的水分**

足够的水分摄入对于老年人尤为重要，水分能加快身体新陈代谢。建议老年人保证每日饮水 1500 ～ 1700 mL，养成定时、主动饮水的习惯，不可感到口渴时才饮水。清晨饮 1 杯温开水可起到刺激胃结肠反射、促进排便、缓解便秘的作用。

▋ **合理运动**

老年人运动应根据年龄、体质情况而定，循序渐进，持之以恒。运动的形式不限，以安全不跌倒、不感觉劳累为原则，避免久坐。卧床患者即便是坐起、站立或在床边走动，对排便都是有益的。

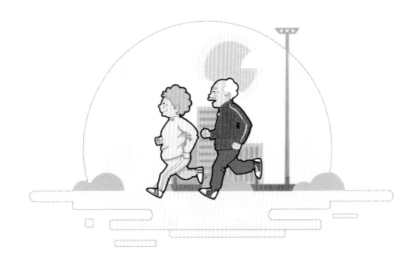

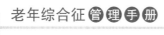

■ 建立正确的排便习惯

　　培养良好的排便习惯，可制定按时排便表，利用生理规律建立排便条件反射，每天定时排便。结肠活动在晨醒、餐后最为活跃，建议患者在晨起或餐后 2 小时内尝试排便，排便时集中注意力，减少外界因素的干扰。要提醒的是，相比蹲厕，坐厕更适合老年人使用。使用坐厕排便困难时，可参考下图姿势，把脚踩在小凳子上，增加腹壁压力，有利于大便排出。

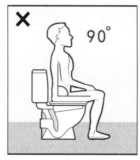 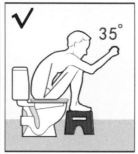

■ 腹部按摩

　　患者取仰卧位，两手掌相叠，以脐为中心，在中腹、下腹部以顺时针方向揉动，以腹内有热感为宜，由轻至重，每天 2 ～ 3 次，每次 20 分钟。

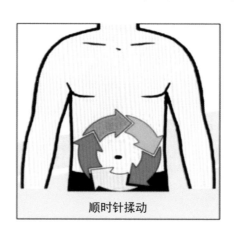

顺时针揉动

发生便秘怎么办?

一旦发生排便困难，一定要详细回忆、了解老年人的进餐情况、排便习惯、有哪些基础病、是否有腹部手术病史、平时服药情况等，进行综合判断。需要特别注意有没有"报警"征象，包括大便带血、贫血（头晕、心慌、晕倒等）、短期体重明显减轻等，以及家中直系亲属是否有结肠癌病史。如果出现相关征象应马上到医院就诊，做进一步检查。

便秘相关检查手段有哪些?

直肠指诊（有肛裂和肛门脓肿禁做）：检查有无肠壁肿物、腹腔转移结节、粪便淤滞、反向收缩，以及肛管紧张度。

结肠镜检查或钡剂灌肠造影：用于排除大肠肿瘤的可能，有助于确定有无器质性病变。

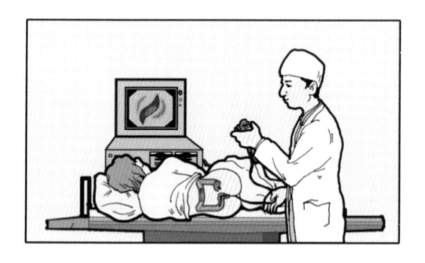

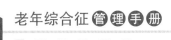

特殊检查方法：包括胃肠通过试验、直肠及肛门测压、直肠 - 肛门反射检查、耐受性敏感性检查、气囊排出试验、盆底肌电图、阴部神经潜伏期测定试验及肛管超声检查等，难治性便秘者可到医院专科进行检查。

老年人发生粪嵌塞如何处理？

干硬粪块堵在直肠或乙状结肠内排不出来引起的便秘和会阴部疼痛，称为粪嵌塞。粪嵌塞需要紧急处理，如时间过长，会出现直肠、肛门处破损，造成肠扭转、肠梗阻，甚至肠穿孔、心脑血管急性事件、痴呆患者激惹等严重后果，还可引起尿潴留及尿失禁。粪嵌塞不易识别，有时可有排稀便情况，要格外注意，尽早识别。老年人常不能清楚表达，如果出现排便不畅，伴发腹胀、腹绞痛等，直肠指诊有粪块，考虑粪嵌塞，建议到医院急诊就诊。

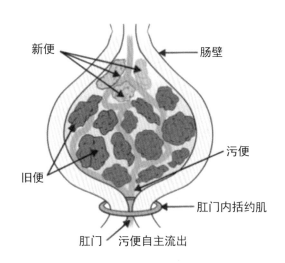

（王　薇）

第十四章 压力性损伤

什么是压力性损伤?

压力性损伤俗称"褥疮",是皮肤受到强烈或持久的压力、摩擦力、剪切力作用而导致的皮肤或软组织局部损伤。压力性损伤在老年人群中十分常见,尤其在失能卧床老年人群中更为普遍,有研究显示约每10个居家老年人中就会有2个存在压力性损伤。

压力性损伤发生后,患者常出现疼痛、瘙痒、皮肤破溃迁延不愈、皮肤感染,甚至会出现败血症、坏疽等。此外,在治疗压力性损伤的过程中所需使用的耗材(如敷料、药品、保护剂等)成本较高,也增加了家庭的经济负担。需要指出的是,压力性损伤属于慢性伤口,一旦发生难以治愈,严重影响老年人的生活质量。因此,预防压力性损伤的发生尤为重要,应引起老年人及照护者的关注。

压力性损伤的危险因素有哪些?

诱发压力性损伤危险因素可概括为外源性因素和内源性因素两方面。

外源性因素

外源性因素中最为重要的是"三力一潮湿":即压力、摩擦力、剪切力和潮湿。我们分别予以介绍。

压力：持续作用在肢体的压力是导致压力性损伤的首要因素，它通过限制和阻断毛细血管内的血流，造成局部组织缺血和水肿，最终导致压力性损伤。举个生活中的例子来解释压力对于压力性损伤的影响作用：如果有一个外力压在了正在为花草浇水的橡胶水管上，水管中的水流会减小甚至被完全阻断，花草长时间缺乏水分的供给，最终逐渐枯萎、凋亡。同样，当老年人卧于床面上，皮肤组织与床面相互接触部位的毛细血管会承受人体自身重量所带来的压力，当外界的压力大于毛细血管所能承受的压力时，毛细血管发生闭合、萎缩，阻断对皮肤的血液供应。如压力不能及时解除，长时间受压将导致局部皮肤缺血、坏死，形成压力性损伤。

摩擦力：在皮肤与物体表面接触并产生相对移动时产生。如同自行车的车轮与地面长时间接触，在摩擦力的作用下轮胎表面发生磨损，车轮纹理逐渐变浅。人体皮肤的最外层结构是角质层，它具有屏障保护作用。如果照护者在协助患者翻身时操作不当，采用了托、拉、拽等不正确的动作，会造成与床面接触的皮肤角质层受损，加速压疮的发生。除此之外，如果床单褶皱不平或有渣屑也会因为接触面粗糙程度增加，从而增大摩擦力，削弱角质层的屏障保护作用，成为压力性损伤的危险因素。

剪切力：指两个作用方向不同的力，往往作用于深部组织，大多发生在半卧位时。当患者取半卧位时，骶尾部有下滑倾向，产生向下的力，而臀部皮肤又同时受到摩擦阻力的影响，产生向上的反作用力，导致皮肤与皮肤组织相脱离，毛细血管扭曲、断裂进而形成压力性损伤。

皮肤潮湿：潮湿环境容易破坏皮肤表面的弱酸性，削弱角质层的屏障作用，使皮肤易损性增加。尿液、便液、汗液、伤口渗出液等都会导致皮肤潮湿，增加压力性损伤发生的风险。

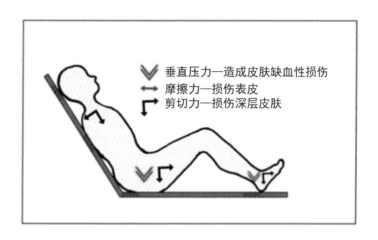

内源性因素

内源性因素是指患者自身存在的一些诱发压力性损伤形成和发展的因素。老年人自身情况不同，内源性因素也较多样。常见的内源性因素包括：①年龄：随着年龄增加，皮肤状况会逐渐变差，增加压力性损伤的风险；②活动及移动能力减退：老年人长期处于同一姿势造成局部皮肤受压时间延长；③感知觉障碍：感知觉下降影响了老年人对于疼痛和不适的识别能力；④营养不良：营养不良导致皮下脂肪减少和肌肉萎缩；⑤组织灌注不足：使皮肤和皮下组织处于缺血、缺氧状态；⑥体温过低：低体温造成组织缺血、缺氧，更易发生局部压力性损伤；⑦发热：发热时组织耗氧量增加，对氧的需求量增加，也会促进压力性损伤的发生、发展。

以上因素增加了压力性损伤发生的风险。归纳起来，压力性损伤发生的高危人群包括老年人、肥胖者、营养不良者、水肿患者、疼痛患者、大小便失禁者、极度衰弱者、使用镇静剂者、动脉硬化患者、糖尿病患者，以及有神经系统疾病者（如昏迷、瘫痪、颅脑损伤）等。前面已经谈到，压力性损伤与"三力"密切相关。因此，老年人在采取不同体位时，受压的部位不同，易发生压力性损伤的部位也存在差异。当老年人长期卧床或长期采取坐位时，人体的重量并不会平均分摊到身体各个接触面，而更多的压力会施加于骨隆突处，导致血流受阻，形成压力性损伤。不同体位时，压力性损伤的易发部位可参考下图。

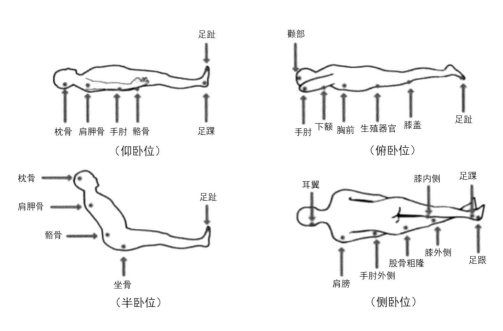

如何有效预防压力性损伤？

定时检查，早期发现

通过观察和触摸的方式，检查患者的全身皮肤状况，尤其是骨隆突处的皮肤。如果老年人使用医疗器械（如颈托、夹板、血氧饱和度监测仪等）或带有留置管（如吸氧管、尿管、胃管、引流管等），应注意观察医疗器械及留置管与皮肤接触部位的皮肤状况。一旦发现异常情况，应及时进行专业咨询及护理。

常见的异常情况包括：①皮肤出现指压不变白的红斑：此时应注意局部减压，可局部喷洒赛肤润等皮肤保护剂，有利于保护和修复受损皮肤。②皮肤过于干燥：可适当使用不含酒精的温和润肤露或橄榄油涂抹。③皮肤持续暴露于潮湿环境：潮湿会造成皮肤松弛，弹性下降，在外力作用下容易出现损伤。大、小便失禁患者应重点检查肛周及骶尾部皮肤的情况，及时清除大小便，清洁皮肤并适当使用皮肤保护剂，如将二甲硅油、凡士林及液体敷料等喷于或涂抹于局部皮肤，形成皮肤屏障。④皮肤出现水肿：水肿时表皮极容易脱落、破损，更应注意局部减压和保护。⑤皮肤软组织硬结：硬结产生提示可能发生了皮下软组织损伤，应及时就诊。⑥疼痛：早期压力性损伤往往伴随疼痛，如患者自述有明显的疼痛或不适，应予以重视，寻找原因。

■ 及时清洁，保持干燥

定期清洁皮肤可疏通汗腺，抑制细菌的生长和繁殖。因此，需要定期为老年人洗澡，无法洗澡的卧床患者可温水擦身，保持皮肤清洁。

出汗多者可适当提高擦洗的频率，清洁皮肤时水温控制在 35～40 ℃，选择中性或弱酸性的沐浴露，使用棉质毛巾，手法要轻柔。及时为患者更换衣物和床单。

■ 合理减压，保护皮肤

保护皮肤包括定时翻身，合理选择软枕、翻身垫、气褥子等具有减压效果的支撑面，必要时可适当使用敷料减压。

翻身是预防和治疗压力性损伤最简单、有效的办法。长时间保持一种姿势会造成受压部位缺血、缺氧，诱发压力性损伤。因此定时翻身，避免局部长时间受压是预防压疮的重要措施之一。翻身频率应根据个人的病情、皮肤状况、活动及移动能力、舒适度等实际情况决定。一般2小时左右翻身一次，具体的间隔时间需根据皮肤及全身状况及时进行调整。翻身时需要注意身体摆放的正确性及舒适度。

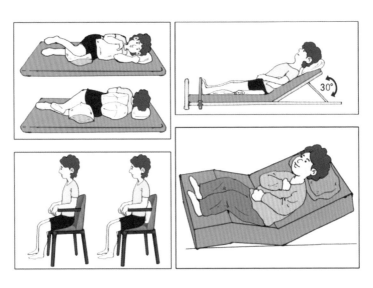

侧卧位时尽量选择30°斜侧卧位，两腿间放软枕。

尽量避免半卧位，如需采取半卧位，应先抬高床尾，再抬高床头，避免患者因下滑而产生剪切力。保持足跟悬空，膝关节轻度弯曲（5°～10°），需在小腿下方垫软枕将足跟抬起，注意不可将软枕放在跟腱处抬高足跟，避免跟腱处受压坏死。

坐姿时选择有靠背及扶手的椅子，双脚着地，必要时视情况使用减压坐垫，身体控制能力较差时可使用枕头支撑。

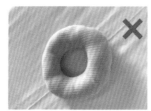

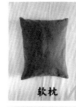

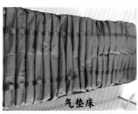

软枕　　气垫床

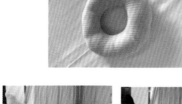

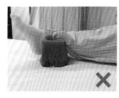

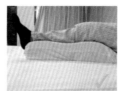

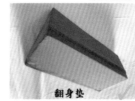

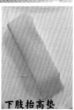

翻身垫　　下肢抬高垫

具有减压效果的支撑面能通过增大接触面积使压力再分布，从而减轻局部压力。分为有全身减压效果的气垫床和高级泡沫床垫等，有局部减压效果的泡沫垫、记忆海绵垫及啫喱垫等。

值得注意的是应避免使用环形或圈形的减压物品，会加重局部血液循环障碍，增加压力性损伤发生的风险。

在压力性损伤高发的骨隆突处，以及医疗器械接触的部位可以使用敷料来预防压力性损伤。水胶体敷料、泡沫敷料、液体敷料都可以用于压力性损伤的预防，具体根据患者的个体情况及使用目的选择。

需要提醒的是，使用敷料时，其他预防压力性损伤的措施还要继续实施，同时对敷料下的皮肤进行定期检查（至少每天检查一次）。泡沫敷料最长 5～7 天更换一次，水胶体敷料 3～5 天更换一次。当敷料破损、污染、松动移位或过湿时应及时更换。

▌关注营养、促进愈合

老年人的营养状况也是影响压力性损伤发生、发展的重要因素，应引起重视。根据老年人的具体情况，补充热量、蛋白质、维生素、电解质和微量元素的摄入。肠道功能正常者，尽量选择经口进食或营养补充剂满足营养需求，如果肠道功能丧失可考虑部分或全部胃肠外营养供给方式。

📖 如何识别压力性损伤的严重程度？

老年人及照护者可借助压力性溃疡的临床分期判定其严重程度。

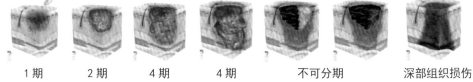

| 1期 | 2期 | 4期 | 4期 | 不可分期 | 深部组织损伤 |

（图片来源：NPUAP 公布的压力性损伤分期系统）

1期：局部皮肤发红，用手指按压后不褪色，该区域可能有发热、疼痛、硬结、麻木感等。

2期：表现为完整或破损的水疱，也可能是浅表的溃疡，呈粉色或红色伤口，无坏死的腐肉。

3期：表现为浅层溃疡，可深达皮下脂肪，但不暴露骨骼、肌腱、肌肉等组织，有淡黄色渗出液，伤口可能存在坏死的腐肉。

4期：表现为深层溃疡，可见骨骼、肌腱和肌肉外露，可能有坏死的腐肉或焦痂。

不可分期：伤口被坏死的腐肉和（或）焦痂遮盖住，不能确定分期，清创至充分暴露伤口后才能进行分期。

深部组织损伤：局部皮肤呈现紫色、暗紫色或深红色，也可能出现血疱。伤口可能会演变成被薄痂覆盖，也可能迅速发展至多层组织暴露，需要清创后才能确定分期。

📖 出现压力性损伤应如何处理？

1期压力性损伤是可逆的，通过合理的照护可以痊愈。最关键的措施是减压，应加强翻身，至少每2小时翻身一次，也可以使用液体敷料治疗，在皮肤发红的区域喷涂液体敷料，用手指轻轻环形涂抹均匀，禁止按摩，每日喷涂3～4次。经济条件允许的情况下，可以局部粘贴泡沫敷料进行减压，但每隔4～6小时要打开敷料观察皮肤情况。需要特别注意使用敷料对局部皮肤进行减压保护并不能代替翻身。

2期压力性损伤根据实际情况处理方法有所差异。对于直径小于2 cm张力较小的水疱，可以粘贴泡沫敷料减压等待水疱自行吸收，如不使用敷料需要注意不挤压和磨损水疱。对于直径大于2 cm张力较大的水疱，需要专业人员消毒后抽吸出水疱内的液体，再粘贴泡沫敷料减压和吸收渗液，每3～4天更换一次。如果是浅表的溃疡，根据伤口渗液的多少选择合适的敷料：渗液较少时，可以用薄的水胶体敷料，每2～3天更换一次；渗液多时可用厚水胶体敷料或泡沫敷料，每3～4天更换一次。注

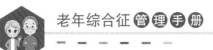
意粘贴敷料前使用生理盐水分别清理伤口表面及伤口周围皮肤，待干后再粘贴敷料，避免因皮肤表面存在液体造成敷料粘贴不牢固。

我们可以对 1 期、2 期压力性损伤进行一些简单的处理，但更严重的深部组织损伤、3 期和 4 期压力性损伤，以及不可分期压力性损伤都需要专业人士清创，清除坏死组织，并根据伤口渗出液的量及是否存在感染症状等实际情况进行专业的处理。因此，当老年人发生了 3 期、4 期压力性损伤时应及时就医。

（王　宇）

第十五章　吞咽困难与误吸

张爷爷又发烧了，家人马上带他到医院。医生做了一些检查，告诉家人张爷爷得了肺炎，需要住院治疗。

"哎，这是今年第三次得肺炎了，是不是上次住院没治彻底，怎么又犯了？"面对家人的疑惑，医生询问道："老大爷这一年来精神怎么样？吃饭好不好？体重有没有下降啊？"张爷爷的女儿马上说："这都得三次肺炎了，精神能好吗！吃饭也没有胃口，瘦了10多斤了。""那老大爷平时吃饭、喝水呛不呛啊？""吃饭时没见到爸爸呛咳，不过最近胃口不好，连喝水也越来越少了，有的时候喝水不注意好像会呛"，女儿回忆道。"那老大爷有没有脑梗死、脑出血等脑血管病啊？"医生继续问道。"爸爸走路还可以，也没有头晕、头疼，没到医院看过这方面的病。""老大爷的肺炎是与吞咽障碍导致的误吸相关，也叫吸入性肺炎。误吸的问题不改善，即使这次肺炎治好了还会再得的。不是肺炎没治彻底，是诱因没有消除。"医生向家人解释道。

📖 什么是吞咽障碍？什么是误吸？

吞咽障碍是指由于下颌、双唇、舌、软腭、咽喉、食管等器官结构和（或）功能受损，不能安全有效地把食物输送到胃内。广义的吞咽障碍还包含认知、精神、心理等方面问题引起的行为和行动异常导致的吞咽和进食问题。

误吸是指来自胃、食管、口腔或鼻的物质从咽部进入气管。误吸的物质可以是固体也可以是液体。在老年人中吞咽障碍是导致误吸的最主要因素。

▌吞咽障碍是老年人常见健康问题

老年人因衰老、器官功能减退和疾病导致吞咽障碍。2016 年《欧洲吞咽障碍学会－欧盟老年医学会白皮书》报道：独居老年人吞咽障碍的发生率为 30% ～ 40%，老年急症患者吞咽障碍的发生率为 44%，养老机构老年人吞咽障碍的发生率为 60%。2002 年我国台湾地区报道老年人吞咽障碍的发生率为 51%。

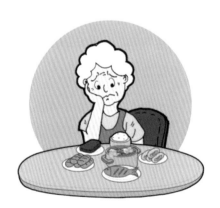

▌吞咽障碍严重影响老年人生活质量甚至危及生命

吞咽障碍会导致营养不良、脱水、误吸、吸入性肺炎等并发症，以及由此产生的心理与社会交往障碍，严重降低老年人的生活质量，增加死亡风险。

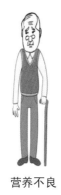

营养不良

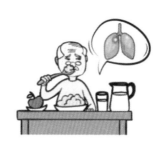

误吸

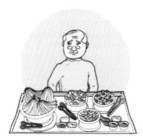

心理与社会交往障碍

吸入性肺炎

哪些老年人容易出现吞咽障碍和误吸？

衰老和疾病是导致吞咽障碍的主要原因。因此，具有以下情况的老年人更容易出现吞咽障碍和误吸：

（1）高龄：随着年龄的增长，口腔神经末梢感受器的反射功能越来越迟钝，咽部及食管的蠕动能力减弱，容易出现吞咽功能障碍和误吸。

（2）卒中：吞咽障碍是卒中后最为常见的临床并发症之一。相关研究显示，50% ~ 67% 的卒中患者有吞咽障碍，40% 的患者发生吸入性肺炎。

（3）认知障碍：衰老、脑血管病、阿尔茨海默病、颅脑外伤等所致的认知功能障碍均可导致吞咽障碍和误吸。

（4）长期卧床：由于衰弱、骨折等各种疾病而长期卧床的老年人容易发生吞咽障碍和误吸，长期卧床影响胃肠道蠕动，增加食管反流风险。

（5）意识障碍：各种疾病所致的嗜睡、昏迷等意识障碍均可导致吞咽障碍和误吸，因意识障碍时气道内的分泌物和误吸入气管内的食物、异物不能及时咳出。

此外，老年肌少症、退行性变、全身系统疾病、肿瘤、心理疾病等也是导致吞咽障碍的原因之一。

如何发现吞咽障碍和误吸？

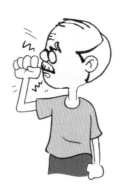

老年人出现分次吞咽、仰头吞咽、流涎、饮水呛咳、进食呛咳、吞咽后喘息、吞咽后清嗓子、咽下困难、吞咽后声音改变、进餐时间延长、一口量减少、吞咽延迟等情况，需要考虑存在吞咽障碍。此外出现反复发热、咳嗽、咳痰增多，反复发生肺炎，以及不明原因体重减轻、营养不

良、脱水等情况也需要考虑存在吞咽障碍和误吸。

有危险因素的老年人进行吞咽障碍筛查有助于早期发现吞咽障碍。吞咽障碍筛查是一种通过辨认口咽吞咽障碍的临床体征，发现存在吞咽障碍风险患者的简单评估手段。筛查工具目前没有公认的统一标准。通常由饮水试验和一些提示误吸的危险因素构成。常用洼田饮水试验、Burke 吞咽障碍筛查试验等。筛查结果分为通过和未通过。

如果筛查结果异常应在 2 小时内进行吞咽障碍评估。床旁评估由专业人员通过"询问吞咽病史""标准口面检查""试验性吞咽"3 个步骤判断患者是否存在吞咽障碍及其严重程度。"试验性吞咽"通常使用"稀液体""布丁状半固体""固体"3 种黏度的食物检测吞咽功能。常用的临床评估量表有：容积 - 黏度吞咽测试、Gugging 吞咽筛查等。床旁评估存在一定局限性，必要时采用仪器评估进一步明确诊断。常用的有电视透视吞咽功能检查和纤维内镜吞咽功能检查。

老年人吞咽障碍干预措施

在吞咽过程中出现刺激性呛咳、气急，甚至发绀、窒息等表现，称为"显性误吸"。老年人由于衰老和疾病等原因，导致咳嗽反射迟钝，在发生少量或微量误吸时，没有出现刺激性呛咳、气急等症状，称为"隐性误吸"，有研究提示隐形误吸在老年人中的发生率更高，我们要提高警惕。

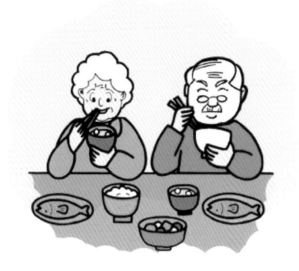

对于营养状况尚可，因年龄增长出现口腔退行性变、吞咽功能生理性减低的老年人采用调整进食方式，加强口腔保健，辅以间接训练等一级预防措施改善吞咽障碍，减少"隐性误吸"。建议做到以下几点。

（1）集中精力、细嚼慢咽：老年人进食应该在安定的状态下缓慢进行，不要与他人交谈，避免分散注意力引起呛咳。尽量避免在困倦或刚清醒状态下进食，防止因味觉和运动能力迟钝、吞咽反射减弱等引起误吸。进食时注意速度要慢，确保一口食物咽下后再吃下一口。

（2）坐位进食：意识清楚的老年人在进食时应保持舒适体位，尽量取坐位或半卧位，颈部轻度屈曲。进食后，不要立即躺下，保持此姿势半小时左右。有意识障碍者，应取侧卧位，保持气道通畅，或头偏向一侧，减少误吸。

（3）进食前充分咳嗽：尤其是有慢性咳嗽、咳痰的老年人，进食前要鼓励充分咳痰，避免进食中咳嗽，导致误吸。

（4）清洁口腔：老年人进餐后应该认真做好口腔清洁，一方面防止患者变换体位时口腔内残留食物造成误吸；另一方面减少口腔细菌数量，降低隐性误吸带来的危害。

对于存在"显性误吸"的老年人，可采取以下措施。

（1）改变食物质地：①将固体食物改成泥状或糊状，使其柔软、质地趋于一致、不宜松散，从而降低吞咽难度，改善吞咽效率；②大部分吞咽障碍患者容易误吸稀薄液体，在稀薄液体中加入增稠剂可以增加黏度，减少误吸，同时增加水分摄入。

（2）管饲：对于吞咽障碍严重，存在营养不良的患者，可采取留置胃管、空肠管或胃造瘘的形式，管饲肠内营养。

（3）肠外营养：严重吞咽障碍，不能经口进食、饮水，无法保证稳定的呼吸状态者，可予长期管饲，必要时需要肠外营养。

（王丹丹）

第十六章 慢性疼痛

李大妈是个爱说、爱笑、爱热闹的阿姨，可最近一段时间人瘦了不少，也不爱出门了。原来，几个月前李大妈腰上起了几个水疱，原以为水疱好了就没事了，可这几个月却被疼痛折磨得够呛。去看医生，医生说这是带状疱疹后遗症，部分人疼痛可能会持续 1 年或更久，李大妈心里更郁闷了。

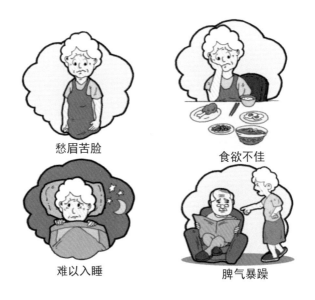

愁眉苦脸

食欲不佳

难以入睡

脾气暴躁

疼痛是病吗？

像李大妈一样，许多老年人正被慢性疼痛折磨和困扰。世界卫生组织将疼痛持续或反复发作超过 3 个月定义为慢性疼痛。据统计，全球超

20% 的人口罹患慢性疼痛。65 岁以上的老年人中，约 80% 患有一种慢性疼痛，50% 以上的老年人常年被两种及两种以上的慢性疼痛困扰。

疼痛是一种与组织损伤相关的痛苦体验。身体原有的疾病是引起疼痛的主要原因，此外心理上的刺激也有可能导致或加重疼痛。刚开始，疼痛只是身体受到伤害发出的警告信号，身体伤害去除，疼痛也会相应消失。然而，随着年龄增加，许多逐渐加重的退行性疾病，包括骨关节炎、椎管狭窄症、骨质疏松症等无法治愈，且会伴有长期疼痛；很多慢性疾病，如糖尿病、中风和癌症等也可以诱发疼痛；还有些患者没有伴随疾病，疼痛就是其主要，甚至唯一的临床问题。比如带状疱疹后神经痛，原发的疱疹很早就痊愈了，疼痛却可以持续数十年，且多数三叉神经痛本来就找不到病因。可见，慢性疼痛本身就可以作为一种疾病或综合征独立存在。2018 年，在世界卫生组织发布的最新国际疾病分类中，慢性疼痛正式成为一类疾病，有了疾病编码。

慢性疼痛的常见类型

老年人慢性疼痛的常见类型包括：慢性骨骼肌肉痛、神经病理性疼痛和癌性疼痛。引起慢性骨骼肌肉痛的常见病因有骨关节炎、颈椎病、腰椎间盘突出症、脊柱退行性疾病、风湿性疾病、骨质疏松症等。神经病理性疼痛有周围性和中枢性两种类型，前者主要包括带状疱疹后神经痛、糖尿病性周围神经病变、三叉神经痛、根性神经病变等；后者主要包括脑卒中后疼痛、脊髓损伤性疼痛等。癌性疼痛则是由肿瘤本身或肿瘤治疗相关因素导致的疼痛。

慢性疼痛的危害

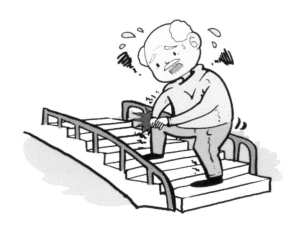

　　疾病可以摧毁人的身体，慢性疼痛作为老年人最常见的病症或疾病症状之一，应该重视和治疗。迁延不愈的疼痛不仅夺走了老年人自主活动的能力、安稳的睡眠和愉快的心情，带来躯体和精神上的痛苦，也是诱发新疾病及出现意外情况的罪魁祸首。剧烈而持续的疼痛还容易诱发老年人基础疾病急性发作与加重，如突发心肌梗死、脑血管意外，诱发心衰等。急性疼痛控制不佳会逐步发展为慢性疼痛，慢性疼痛又会改变老年人本已脆弱的神经系统，使疼痛不断放大与恶化，发展为难治性疼痛。睡眠被剥夺、情绪抑郁与焦虑，老年人很容易被慢性疼痛击垮，失去生存信心，严重影响生活质量与预期寿命。因此，对于慢性疼痛，老年患者切莫忽视，更不要忍痛生活！

慢性疼痛的评估

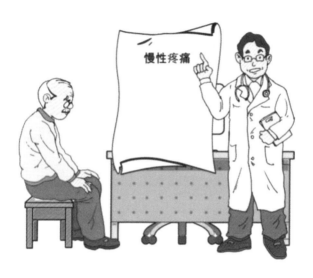

　　许多患者就诊时常常不知道该怎么描述疼痛。疼痛评估是诊断和治疗的基础，老年患者的疼痛可参照下表评估。

老年患者疼痛评估内容

1.疼痛发生有无诱因

2.疼痛部位在哪里、向何处放射

3.疼痛性质像什么

4.疼痛程度怎么样

5.疼痛有无时间规律，哪些因素可以加重或减轻疼痛

6.疼痛对日常生活及情绪、睡眠的影响

7.有无其他伴随症状

8.对疼痛采取了哪些治疗措施、疗效如何

9.患者有无药物滥用史、是否合并其他疾病及精神障碍

到底有多痛，该怎么说？11点数字评分法（the 11-point numerical rating scale，NRS-11）要求患者用0到10这11个点描述疼痛的强度。0表示无痛，疼痛增强时增加点数，10表示最剧烈的疼痛。此法是临床上最简单、最常使用的测量主观疼痛的方法，结果较可靠，容易理解和接受。

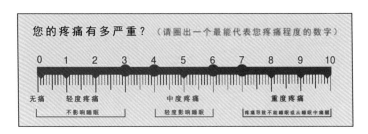

轻度疼痛：1～3分，有疼痛但可忍受，生活正常，睡眠无干扰；
中度疼痛：4～6分，疼痛明显，不能忍受，睡眠受干扰，要求服用镇痛药物；
重度疼痛：7～10分，疼痛剧烈，不能忍受，睡眠受严重干扰，需用镇痛药物，可伴自主神经紊乱或被动体位。

面部表情疼痛量表（faces pain scale，FPS）用表情表示伤害造成疼痛的严重程度。最左边的表情代表无痛，从左至右疼痛越来越严重，最右边的表情代表最剧烈的疼痛。适用于儿童、有认知障碍、表达或交流困难的患者。

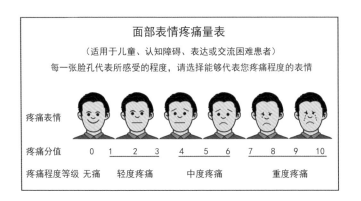

慢性疼痛的治疗

慢性疼痛的治疗是个长期、持续的过程。迄今为止，还没有一种方法能彻底治愈慢性疼痛。治疗目的不是达到完全无痛状态，而是把疼痛控制在可耐受的合理水平，帮助患者重建身体功能，恢复正常生活。治疗以综合治疗为主，包括药物治疗、康复、理疗、锻炼、心理治疗、疼痛自我管理、中医中药治疗、微创介入及手术等多种方法。

药物治疗

药物治疗是控制疼痛的基本方法，临床应用最为普遍。镇痛药物按药理学特点分为对乙酰氨基酚、非甾体抗炎药（nonsteroidal anti-inflammatory drugs，NSAIDs）、曲马多、阿片类药物、复方镇痛药、抗抑郁药、抗惊厥药等。

（1）对乙酰氨基酚

运用最广泛的镇痛药之一，用于缓解轻度至中度疼痛。药物过量导致的肝毒性是临床应用面临的首要问题。长期大量用药，尤其肾功能低下者，可出现肾衰竭。镇痛日剂量不宜超过 2 g，疗程不宜超过 10 日。

（2）非甾体抗炎药（NSAIDs）

临床常用的解热镇痛药，对于持续性疼痛的镇痛效果优于对乙酰氨基酚。主要用于轻度至中度疼痛的治疗。常见不良反应有消化道损伤、心脑血管疾病、肝毒性、肾毒性等。老年患者是使用 NSAIDs 药物发生不良反应的高危人群，应采用最低有效剂量和尽量短的疗程以降低风险。

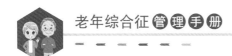

（3）曲马多

曲马多为人工合成的中枢性强效镇痛药，镇痛强度为吗啡的 1/10 ～ 1/8，除镇痛外还可以减轻慢性疼痛带来的抑郁、焦虑症状，用于中、重度急慢性疼痛。常见不良反应有恶心、呕吐、头晕等，与剂量相关，应从低剂量开始，逐渐加量。初始剂量为 50 ～ 100 mg/ 日，最大剂量 400 mg/ 日。长期使用会发生身体依赖，需逐步停药。

（4）阿片类药物

阿片类药物通过作用于中枢与外周神经的阿片受体镇痛，具有不引起脏器器质性病变等优点，可用于中重度慢性疼痛、躯体功能明显障碍及癌痛患者。常用药物包括吗啡、羟考酮、可待因、丁丙诺啡等。常见不良反应有恶心、呕吐、头晕、便秘、嗜睡、瘙痒、呼吸抑制。治疗以功能改善、缓解疼痛为目的，需重视药物不良反应和依赖性，注意平衡疗效和潜在风险。

（5）复方镇痛药

指由对乙酰氨基酚、NSAIDs 与阿片类药物制成的复方制剂。镇痛作用增强、不良反应减少，适用于中度至重度疼痛。临床常用的有氨酚羟考酮片、洛芬待因片、氨酚双氢可待因片等。主要不良反应包括：对乙酰氨基酚超量或重复用药引起肝毒性，NSAIDs 过量、叠加导致消化道、心脑血管事件等。对乙酰氨基酚和 NSAIDs 有剂量上限，故老年患者使用复方制剂须谨慎。

（6）抗抑郁药

抗抑郁药通过调节中枢神经系统递质浓度，增强疼痛下行调节通路的功能，抑制疼痛传导，一般用于有神经病理性疼痛因素的患者。临床应尽可能采用最小有效剂量。常用药物有阿米替林、度洛西汀等。阿米替林镇痛效果确切，但应注意便秘、尿潴留及心脏毒性等不良反应，老年人敏感性高，使用时应减小剂量。度洛西汀可用于治疗糖尿病周围神经痛、带状疱疹后神经痛等，常见不良反应有恶心、口干、汗出、乏力、焦虑、震颤。

（7）抗惊厥药

治疗慢性疼痛的主要有钙通道调节剂（加巴喷丁、普瑞巴林）和钠通道阻断剂（卡马西平和奥卡西平）两类。加巴喷丁、普瑞巴林是治疗神经病理性疼痛的一线用药，二者的不良反应均为嗜睡、头晕等，使用应遵循夜间起始、逐渐加量和缓慢减量的原则。卡马西平是治疗三叉神经痛的一线用药，不良反应有头晕、镇静、肝酶增高、低钠血症等，老年人应慎用。

（8）其他药物

还有一些外用药物在临床上广泛使用，如辣椒碱、利多卡因贴剂，可有效缓解带状疱疹后神经痛，氟比洛芬凝胶贴膏可用于骨关节炎、肩周炎及肌肉痛的镇痛、抗炎。与口服药相比，外用药直接作用于靶点，局部药物浓度高，全身不良反应少，耐受性好。局部轻、中度疼痛可作为首选，或与口服药联合用于中、重度疼痛的控制。

■ 康复锻炼和理疗

老年患者慢性疼痛常导致运动障碍、行动迟缓，影响生活质量。安

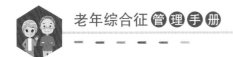

全有效的康复锻炼有助于减轻疼痛，恢复体力活动。锻炼方式多样，常用的有拉伸、耐力训练、抗阻训练、有氧锻炼等，对骨关节炎、腰背痛在内的慢性疼痛有明显疗效。其他锻炼，如太极拳、瑜伽等，也可用于治疗老年慢性颈肩痛、腰痛。物理疗法，如光疗法、电疗法、磁疗法、超声波疗法、按摩等，可通过降低神经兴奋性、促进血液循环、改善组织代谢，起到抗炎、镇痛、消肿、恢复功能等作用。此外，辅助支具如矫形器、颈围、腰围、帖扎、护膝等，可在日常活动中减轻疼痛，防止进一步损伤，保障安全，常作为联合治疗手段。

▌疼痛自我管理

疼痛自我管理是指通过教育，教会患者疼痛相关知识及处理技巧，使其采用正确行为控制疼痛的过程。疼痛自我管理注重提高患者的主动参与意识，是以患者为中心的新型科学管理模式，包括疼痛认知、疼痛评估、药物镇痛知识、非药物镇痛法等。良好的疼痛自我管理有助于减轻疼痛，促进康复。

▌中医中药疗法

中医中药疗法历史悠久，在治疗老年患者慢性疼痛中发挥重要作用。目前较为常用的包括针灸、针刀、银质针、推拿正骨，以及中药（口服汤药、外用膏药）等。针刺疗法治疗肌筋膜疼痛、骨关节炎、腰椎间盘突出症等有一定疗效，推拿正骨在治疗腰椎间盘突出症、腰椎滑脱、小关节紊乱等方面有较好的疗效。上述疗法常和其他治疗手段联合使用。

▋心理治疗

疼痛不仅是一个生理过程，也是一个复杂的心理表现过程。在慢性疼痛中，心理表现尤其突出。长期慢性疼痛的患者常伴焦虑和抑郁，而存在心理疾病的患者出现慢性疼痛的概率增加，并可出现疼痛扩大化现象。因此，积极的心理评估和干预对控制慢性疼痛有益，可作为镇痛药物控制不佳的替代疗法或辅助治疗。常用的心理治疗方法有认知行为治疗、生物反馈、正念冥想等。

▋微创介入治疗

药物及物理治疗效果不佳的慢性顽固性疼痛患者，可考虑至疼痛科进行微创介入治疗。微创介入治疗采用穿刺方法实施，穿刺针直接抵达病变部位治疗，不损伤周围正常组织，具有创伤小、起效快、疗效确切、术后恢复快、痛苦少等优点。对于老年患者，可根据疼痛病因和影像学检查结果选择相应的微创介入治疗，如选择性神经根阻滞术、神经根或神经节脉冲射频或射频消融术、硬膜外粘连松解术、椎体后凸成形术、鞘内镇痛装置植入术、脊髓刺激电极植入术，以及各种神经毁损术等。微创介入治疗明显提高了疼痛治疗效果，为老年患者提供了一项药物与外科手术之间的重要选择。

▋外科手术

如上述方法仍不能有效镇痛，而原发疾病有手术指征，在仔细权衡利弊的基础上可考虑外科手术治疗。老年患者体质弱、共病多、麻醉和手术风险均明显增加，外科手术应严格掌握适应证。

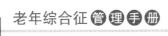 慢性疼痛的预防

为了预防和减少疼痛发生，老年人应增强自我保护意识。平时根据气候变化增减衣服，阴雨天气减少外出，并通过空调、暖气等对室内进行增温除湿。经常按摩旧伤处，可促进局部血液循环，增强对寒冷和潮湿的抵抗力。养成规律的饮食和生活习惯，保持良好心情，积极参与力所能及的社会活动。适当进行一些户外运动，如游泳、骑自行车、散步、打拳、舞剑等，避免久坐加重腰椎负担。腰腿痛多与劳损有关，老年人应根据个体情况制定活动计划，防止再次受伤或症状复发，如膝关节炎患者要减少上下楼梯或爬山等活动项目。同时积极治疗原发病，定期检查。

慢性疼痛严重影响老年人的生活质量，治疗需要多学科协作，多模式干预治疗的疗效优于单一方法。治疗前应对疼痛病史、体格检查和功能做全面评估，积极寻找病因，进行个体化治疗。康复锻炼和辅助疗法适用于所有患者，微创介入和外科手术需要根据患者基础疾病和全身情况，严格把握适应证，遵循先无创（物理治疗、运动治疗、口服药物等），再微创（神经阻滞、射频、关节腔注射等），最后手术的原则。慢性疼痛涉及生理、心理、社会等多种因素，患者应进行疼痛自我教育和管理，适当改变生活方式，在指导下进行功能锻炼，接受教育和心理干预。对治疗反应进行动态评估，及时调整方案，提高疗效，减少不良反应，最终达到缓解疼痛、恢复功能的目的。

（程　玮）

第十七章　视力障碍

随着人口老龄化的发展，老年人群的生活质量已日渐成为一个热点话题。老年人高水平的生活质量离不开良好的视觉功能，积极预防和治疗老年人眼病对提高生活质量至关重要。

大多数眼病会出现视觉器官的损伤和功能丧失，导致视力损伤甚至盲。与其他人群相比老年人群视力损伤人数增加，盲患病率明显增高。在全球范围内，致盲的前五位病因分别是白内障、未矫正屈光不正、青光眼、年龄相关性黄斑变性及角膜混浊，而在这之中，大家都有所耳闻的白内障、青光眼及年龄相关性黄斑变性是老年人视力损伤最重要的病因。

除此之外，还有一种几乎人人都会出现的老年性眼部改变会影响老年人的视功能和视觉质量，那就是老视，俗称"老花眼"，是由眼内睫状肌收缩功能下降和晶状体弹性减弱导致的看近困难。如果没有及时正确配戴老视眼镜，很容易出现视疲劳、视物模糊，甚至眼痛、头痛等症状。

下面就让我们一起看看这些常见的老年眼病如何发生，我们又该如何预防、发现和治疗吧。

📖 什么是白内障？白内障的症状是什么？

下图是人眼的纵断面示意图，在眼内有一个类似相机镜头一样的精密结构，叫做"晶状体"（图中字母 A 所指示的部位），正常状态下晶状体是透明的，光线通过它聚焦到视网膜，从而能清晰地看到外界物体。晶状体由于某些原因发生变性、混浊、透光度下降就会影响视网膜成像的清晰度，使人看不清东西。晶状体混浊导致视力下降就是白内障。

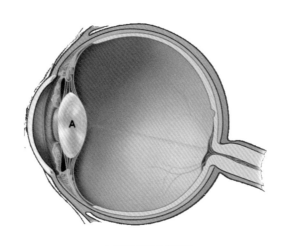

人眼纵断面示意图

白内障的类型有很多，最常见的就是因年龄增长而发生的年龄相关性白内障，也称老年性白内障，50岁以上人群多见。白内障的典型症状包括以下几点。

（1）视力下降：无痛性渐进性视力下降，自觉有一层毛玻璃挡在眼前。单眼或双眼发生，两眼发病可有先后。

（2）屈光改变：随着晶状体核混浊加重，患眼近视度数增加，常会感觉不需要老花镜也能看书看报了。

（3）眩光：光线通过混浊的晶状体产生散射所致。

（4）复视或多视：由于晶状体皮质混浊导致晶状体不同部位屈光力不同，可有单眼复视或多视。

（5）色觉改变：混浊的晶状体吸收和阻断了蓝光端的光线，使患眼对这些光线的色觉敏感度下降。

一名白内障患者看外面的世界可能如下图所示。

如何诊断、预防和治疗白内障？

根据典型的症状及裂隙灯检查发现晶状体混浊即可诊断白内障。世界卫生组织从群体防盲、治盲角度出发，认为晶状体发生变性和混浊，变为不透明，以至影响视力，而且矫正视力在 0.5 或 0.5 以下者，方可诊断白内障。但从广义上讲，任何形式的晶状体混浊，即使中心视力正常，均

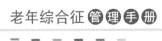
可诊断白内障。

迄今为止没有发现能够预防白内障发生的办法，有效治疗方法只有手术。随着技术的进步，目前白内障手术已做到了微创、时间短、恢复快。现在应用最广的手术方式是白内障超声乳化联合人工晶体植入术，通过术前个性化的评估，可以选择不同类型的人工晶体，如单焦点、散光、多焦点人工晶体等以满足不同的视觉需求。

什么是青光眼？青光眼有哪些类型，表现是什么？

青光眼是一组威胁和损害视神经从而导致视功能受损，主要与病理性眼压升高有关的临床综合征或眼病。最典型的表现为视神经的凹陷性萎缩和视野特征性缺损、缩小。如不及时采取有效的治疗，最终将导致无法逆转的失明。

青光眼的发病机制复杂，类型较多，可以简单地根据症状分为伴有急性眼痛的急性闭角型青光眼、不伴有急性眼痛的开角型青光眼和慢性闭角型青光眼。急性闭角型青光眼在急性发作时常常会出现剧烈眼痛、头痛，甚至伴有恶心、呕吐，部分人发作前可能会出现间断的、可自行缓解的眼胀、头痛、视物模糊。慢性闭角型青光眼和开角型青光眼在起病初期常常没有明显的自觉症状，可能仅有轻度的眼部不适或视物模糊等，不少患者出现明显的视野缺损才去医院就诊，而此时已经是青光眼晚期，贻误了治疗时机。

如何诊断、预防和治疗青光眼？

青光眼的诊断较为复杂，需要综合症状、裂隙灯检查、房角检查、眼压、视野、视神经分析等进行评估、确诊。大部分青光眼患者的眼压均超过 21mmHg，闭角型青光眼的患者会有浅前房等典型解剖异常。开角型青光眼的视野和视神经分析常常更具有诊断价值。

目前没有能够预防青光眼发生的方法，但浅前房解剖结构的人群应该尽量避免在昏暗的灯光下活动，以降低急性闭角型青光眼急性发作的可能。对于闭角型青光眼，可通过手术、激光，以及降眼压药物治疗。开角型青光眼主要通过降眼压药物治疗，晚期若眼压控制不佳可以考虑手术治疗。

黄斑是什么？

常常有患者问眼科医生："我是不是长黄斑了？"的确，"黄斑"这个医学术语乍一听好像是一种奇怪的病，但实际上，黄斑指的是我们人眼视网膜的一个部位，就如同每个人都有嘴巴、鼻子、耳朵一样，我们每个人都有黄斑。只不过，黄斑不仅仅是视网膜的一个部位，它还是我们形成最精细视觉的必要组织。

什么是年龄相关性黄斑变性？症状有哪些？

年龄相关性黄斑变性又称老年黄斑变性，是黄斑区常见的退行性疾病，好发于 50 岁以上中老年人，常累及双眼。在疾病的不同阶段，它以玻璃膜疣、地图样萎缩、视网膜色素上皮脱离和黄斑区脉络膜新生血管为主要特征。

年龄相关性黄斑变性早期没有新生血管形成时称为干性黄斑变性，常常没有症状或仅有视力缓慢、进行性下降，部分患者有视物变形的症状。病情进展至新生血管形成时称为湿性黄斑变性，症状为中心视力严重下降，可有突发中心暗点及视物变形。湿性黄斑变性患者看外界世界可能如下图所示。

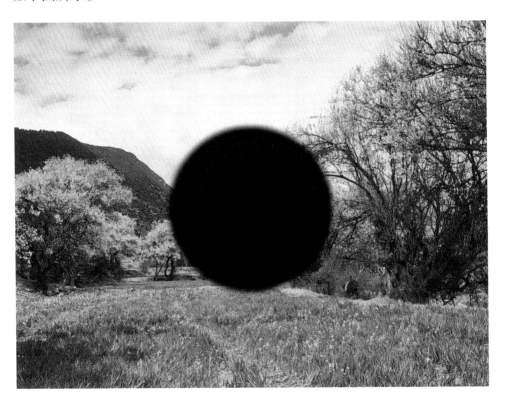

如何诊断、预防和治疗年龄相关性黄斑变性？

年龄相关性黄斑变性可以根据患者的症状、眼底的玻璃膜疣形成、脉络膜新生血管出现，以及重要的辅助检查如光学相干断层扫描（optical coherence tomography，OCT）和眼底荧光造影等诊断并判断严重程度。

目前没有能够预防年龄相关性黄斑变性的方法，但老年人可以在家通过下面的阿姆斯勒表进行自测，以早发现、早诊断。具体的方法是分别遮盖一眼，单眼注视表中的黑点，如果出现以下任意一种症状就应该及时就医：①不能看见中间的黑点；②周围方格有黑影遮挡；③周围直线弯曲。

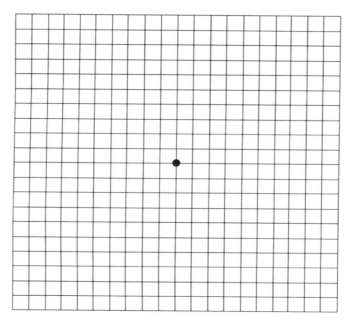

干性黄斑变性现在没有可以治疗的有效药物。湿性黄斑变性则可以通过眼内玻璃体腔注射抗血管内皮生长因子进行治疗。因为血管内皮生长因子在湿性黄斑变性的新生血管形成中起了关键作用，因此直接将抗血管内皮生长因子注射入眼内可以有效消退新生血管，改善视力。这种眼内注射技术操作时间短、创口小、术后护理简单，目前已在世界范围内广泛开展。

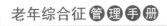 什么是老视？如何矫正老视？

随着年龄增长，晶状体逐渐硬化、弹性降低，此外睫状肌的收缩力量也会减弱，以上因素均使眼调节功能减退，造成视近困难，称为老视。老视的出现年龄因原来的屈光状态不同而不同。一般正视眼从 40 ～ 45 岁开始，远视眼出现较早，近视眼患者老视出现较晚或者不出现。

老视出现的早期，患者感觉视近不清，必须将物体向远处移动才能看清。以后即使放在稍远处也看不清，须戴凸透镜才能看清。部分没有及时、正确配戴老视眼镜的患者，除上述症状外，还可能出现长期近距离视物后视物模糊、眼胀，甚至头痛的症状，这与睫状肌长期保持收缩状态相关。

目前，矫正老视的最主要方法是凸透镜治疗，给予眼镜处方前必须了解双眼的屈光状态，根据屈光状态的不同给予不同的眼镜处方。对于正视眼而言，自 40 岁起需要配戴 + 1.0 DS 凸透镜，以后镜片度数会随着年龄增加而逐步提高，至 60 岁时配戴 + 3.0 DS 凸透镜后度数便不再发生明显变化。

传统的凸透镜是单焦点镜片，也就是俗称的"老花镜"，这种眼镜是老年人在视近时才需要配戴的眼镜，而一些存在近视但近视程度不重的老年人就需要既配戴视远用近视镜，又配戴视近用的老花镜，较为不便。现在，一些新型眼镜如双焦眼镜和多焦渐变镜的出现改变了这种状况。双焦镜是指镜片上下各有一个焦点，上方焦点用于视远，下方用于视近。而多焦渐变镜则有多个焦点，不仅满足视远及视近需求，也满足中距离工作和生活的需要。但是，多焦渐变镜常常有畸变的问题，因此配戴多焦渐变镜常需要一定的学习和适应过程。

（陈　彤　黄剑锋）

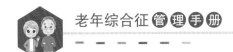

第十八章　听力障碍

珊珊 10 岁了，和爷爷感情非常好，经常给爷爷打电话。这天爷孙俩又聊上了。

爷爷："珊珊，最近看什么书啊？"

珊珊："看《理智与情感》呢，挺好看的，爷爷，你……"

爷爷："喂喂，珊珊，你听得见我说话吗？你怎么不说话啊！"

珊珊："爷爷，我说着呢……"

打完电话，珊珊和爸爸说："爷爷最近老听不清我说话，说话声也越来越大了，就像吼似的，是不是要配个助听器了？"

孩子可真"专业"，还知道助听器！珊珊爸爸觉得爷爷说话声大的情况越来越严重了，应该去医院检查一下。爷爷说："不用去，人老了不都这样吗？"但在珊珊爸爸的坚持下，老人还是去了医院，经过一番检查，大夫告诉爷爷他是中度老年性听力障碍。

什么是老年性听力障碍？

老年性听力障碍又称老年性聋、年龄相关性听力损失，是因年龄的增长，听觉器官随同身体其他组织器官一起发生缓慢、进行性的听觉性老化，并出现听力减退的生理现象。

老年性听力障碍是一种生理现象，并不是一种疾病。当然也有部分老年人因耳科疾病、遗传因素、噪声损伤、耳毒性药物、代谢性疾病和不良生活习惯等因素出现了病理性听力障碍。

老年性听力障碍是老年耳鼻咽喉头颈外科疾病中最常见的问题之一。随着年龄增加，发生该问题的比例明显升高。国外有研究数据指出，65 ～ 75 岁老年人约 25% 有听力损失，75 岁以上老年人 80% 有听力损失。2018 年世界卫生组织数据显示，约 1/3 的 65 岁以上老年人存在中度或中度以上的听力损失。

老年性听力障碍有哪些危害？

听觉在人类感知和沟通交流中有着至关重要的作用。听力障碍会导致老年人接触障碍、社交限制、产生孤独感，生活质量明显下降。

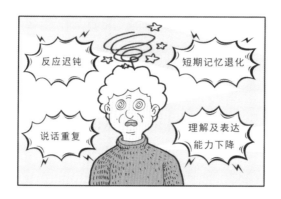

言语识别能力下降

早期的听力障碍主要表现为"听不清"。很多老年人会发现只能听见声音，而听不明白具体的意思，尤其是在噪声环境中更为明显。随着程度的加重，即使在安静环境下也难以听清声音，引发言语交流困难。交流能力的下降直接导致了老年人对周围事物不感兴趣，久而久之则变得多疑、猜忌和自卑，甚至出现焦虑、抑郁等心理精神问题，以及社会隔离现象。

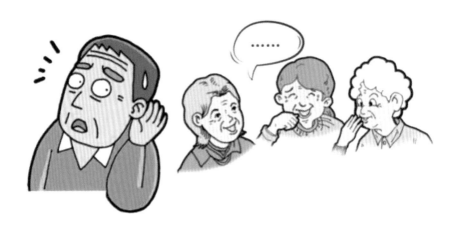

▌认知能力下降

老年听力损失患者不仅会出现言语沟通交流问题，还会出现认知能力下降。许多研究发现，中重度听力障碍与认知功能障碍、痴呆有着非常密切的关联。一项长达 10 年的研究发现，伴有轻、中、重度听力障碍的老年人发生阿尔茨海默病的风险分别比听力正常的老年人增加了 2 倍、3 倍和 5 倍。

▌避险能力下降

听力下降者对日常生活中危险警告声（如鸣笛声、火警警报、周围人的提醒声等）的感知能力下降，同时伴随年龄增长会出现声源定位能力下降，对危险警告信号的方位判断也会出现问题。听力损失还会增加跌倒的发生风险。

▌影响生活质量

有听力障碍老年人常伴有耳鸣，多表现为持续性高调耳鸣，严重者可影响睡眠，降低老年人的生活质量。

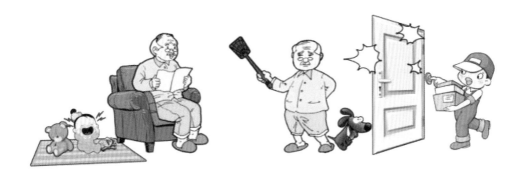

📖 如何早期发现老年人听力障碍？

早期发现老年听力损失极为重要，老年人和家庭成员都应该了解相关的常识以早期发现。绝大部分的老年听力障碍都是老人的家庭成员发现的。家庭成员要关注家中老人是否出现以下情况：在与人言语交流时爱打岔，不时还会闹出笑话来，甚至有时要对方重复一次；侧着耳朵听人说话；看电视时，音量调得很大；说话声音逐渐变大；对呼唤没有反应等。

这些日常生活的细节都提示老人有不同程度的听力障碍，需要引起重视。

📖 确诊老年性听力障碍常进行哪些检查？

早期发现老年人存在听力障碍后，需要到医院确诊并确定听力损失

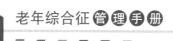

的性质和程度。到医院后要进行下列检查。

（1）耳科专科检查，检查是否有鼓膜穿孔、慢性中耳炎等。

（2）听力学基本检查，包括纯音测听、声导抗测试、言语测听、言语识别阈测试、言语识别率测试，以及噪声下言语测试等。

（3）其他检查，包括客观听力检查，如听性脑干反应（auditory brainstem response，ABR）、耳声发射、耳鸣匹配等，伴有眩晕可行前庭功能和平衡功能检查、认知功能评估、影像学检查等。

以上这些检查不但有利于诊断老年性听力障碍，还有助于找到听力障碍的原因。

如何判断老年性听力障碍的程度？

世界卫生组织（1997 年）听力损失程度分级标准

程度	平均听阈（dB HL）	日常表现
正常	≤25	能听到耳语声
中度	41～60	能够在 1 m 远的地方听到并复述提高音量后的言语声
重度	61～80	对着相对好耳喊话时，能够听到一些单词
极重度或全聋	≥81	即使是喊话也听不到、听不懂

注：平均听阈是指 500 Hz、1000 Hz、2000 Hz、4000 Hz 4 个频率气导听阈的平均值。

如何预防老年性听力障碍？

（1）积极治疗慢性病：随着年龄增长，老年人所患慢性疾病越来越多，如高血压、糖尿病、高血脂等。这些慢性疾病由于影响血管或神经，可能加速听力损失，应该引起足够重视并及时治疗，控制病情，避免影响听力。

（2）避免噪声环境：高强度、持续性噪声会对人耳造成伤害，如建筑施工、体育比赛、游行集会、娱乐场所产生的噪声等。我国专家曾总结和研究了国内外现有各类噪声的危害和标准，提出要保证听力和身体健康，噪声的允许值在 75 ～ 90 dB。

（3）避免使用耳毒性药物：耳毒性药物是指使用后可能损害听神经的药物，使用后可能会产生眩晕、平衡失调和耳鸣、耳聋等。已知的耳毒性药物很多，日常使用较多的包括氨基糖苷类抗生素（链霉素、庆大霉素等）、大环内酯类抗生素（红霉素等）、抗癌药（长春新碱、顺氯氨铂）、水杨酸类解热镇痛药（阿司匹林等）、抗疟药（奎宁、氯奎等）、袢利尿剂（速尿、利尿酸）等，而其中氨基糖苷类抗生素出现的耳毒性在临床上最为常见。老年人发生药物不良反应的可能性明显高于年轻人群，因此建议服药前咨询医生，尽量避免使用耳毒性药物。若必须使用应定期检查听力。

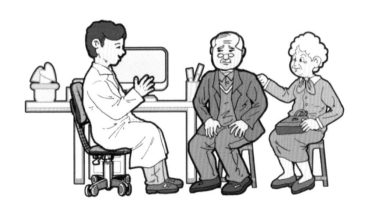

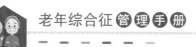

如何进行老年性听力障碍的干预？

许多老年人都认为年纪增大后听力减退很正常，无须就诊治疗。但听觉下降可以通过多种方法缓解，以减轻听力障碍对生活造成的影响。及时发现早期听力障碍，并积极干预，可以有效提高老年人的生活质量。

▌药物治疗

伴有耳鸣的患者可使用药物减轻症状，提高生活质量（如银杏叶提取物等）；伴有眩晕的患者要积极查找原因，通过药物减轻症状，提高生活质量；伴有全身慢性疾病的老年听力损失患者，应积极治疗原发疾病并开展听觉保护性随访；伴有轻度认知功能障碍的患者，建议尽早使用改善认知功能的药物。

▌助听器

助听器是帮助老年听力损失患者提高听力、改善听觉言语交流的有效手段。其实，大部分老年性听力障碍患者，都可借助配戴助听器来获得较为理想的听力。目前市场上助听器的类型大多为盒式、耳背式、耳内式三种。尽管助听器适用于各种听力障碍患者，但只有根据患者听力损失的原因、程度选配助听器，才能真正改善听力。因此，听力损失者应先到医院进行检查，根据检测结果判断听力损失的原因、程度，然后选配合适的助听器补偿听力。

一般选配助听器首先要进行听力检测以确定听力下降的性质、程度和听力曲线特征。然后根据测听结果、患者自身的需求及经济条件等因素确定助听器的类型。目前常见的助听器可分为数字式、模拟式和可编程式。一般讲，数字式比模拟式清晰，噪音较小，但价格也相对较高。另外，听力损失频段特殊的情况下，如经济条件许可，最好选用可编程式助听器，可根据听力损失的特点进行合理补偿，当听力损失发生变化时，还可通过电脑编程重新设置补偿曲线。助听器选定后，它的调试直接关系到助听效果。比如，需要根据听力不同频段损失的大小合理补偿。因此一定要到医院或正规的听力康复中心选配助听器。

总之，随着我们国家人口老龄化进程加剧，老年性听力障碍患者人数将会大幅度增加，应引起全社会的关注，提高防治意识，做到早发现、早诊断和早干预，从而提高老年人群的生活质量，减少家庭、社会负担。

（杨　弋）

第十九章　骨质疏松症和骨质疏松性骨折

　　王奶奶今年 82 岁，患有高血压 15 年，糖尿病 20 年，5 年前左侧腕关节桡骨远端骨折，采取手法复位、石膏固定后愈合。平时一般在社区医院定期取药控制，血压、血糖较稳定；没有服用钙片或其他抗骨质疏松症的药物，因为周围的老人们都说老年人吃了钙也不吸收。王奶奶最近出现夜尿多的情况，周围的邻居和自己都认为老了就这样，也没有上心，没去医院看医生。一天凌晨起床上厕所，站起时忽然觉得头晕，滑倒后摔倒在地，因地面湿滑、厕所灯光暗，手腕没撑住地，左髋部着地，当时觉得左髋部疼痛难忍，不能站立，王奶奶担心打扰孩子们睡觉，不想叫家人，但坐在地上待了半小时仍不能站起，只好大声呼喊叫醒女儿，坐着 120 急救车到了医院急诊。医生查体和拍摄 X 线片后诊断为"左股骨粗隆间粉碎性骨折"，收住院后做了微创髓内钉内固定手术。泌尿外科医生会诊后诊断患有"老年性膀胱炎"，用了 3 周药物后夜尿多的症状消失了。王奶奶摔伤以前可以自己去超市买菜，自从做了手术，虽然手术很成功，但总是担心再次摔倒，不敢到楼下活动了，见邻居们的机会也少了，生活质量下降了一大截。王奶奶经历了两次骨折的罪魁祸首是骨质疏松症。

📖 什么是骨质疏松症？

　　骨质疏松症（osteoporosis）是老年人最常见的骨骼疾病，是一种以骨量低下、骨组织微结构破坏、骨脆性增加、容易发生骨折为特征的全身性骨病，其特点是骨强度下降和骨折风险增加。骨质疏松症分为原发性和继发性两大类。原发性骨质疏松症又分为绝经后骨质疏松症（Ⅰ型）、老年性骨质疏松症（Ⅱ型）和特发性骨质疏松（包括青少年型）3种。绝经后骨质疏松症一般发生在妇女绝经后5～10年内；老年性骨质疏松症一般指老人70岁后发生的骨质疏松；而特发性骨质疏松主要发生在青少年，病因尚不明确。骨量降低是骨质疏松性骨折的主要危险因素，但还存在其他危险因素，骨质疏松症可发生于任何年龄，但多见于绝经后女性和老年男性。所以可以看得出来，女性患者在50岁左右先是经历Ⅰ型骨质疏松症，到70岁左右又因为老龄的原因出现Ⅱ型骨质疏松症，老年女性是骨质疏松症的高危人群，所以老年女性人群一定要做好骨质疏松症的预防和治疗。

　　骨质疏松症是一种与增龄相关的骨骼疾病。根据我国第六次人口普查数据，目前我国65岁以上人口约1.4亿，约占总人口的10.1%，这是一个非常高的比例，且还在不断增高。我国是世界上老年人口绝对数量最大的国家，随着人口老龄化日趋严重，骨质疏松症与高血压、糖尿病、心血管疾病、恶性肿瘤等成为我国面临的重要公共健康问题。60岁以上人群骨质疏松症患病率明显增高，女性人群尤为突出。骨质疏松症的危害很多。急性或慢性疼痛可降低患者的生活质量，胸、腰椎椎体变形、骨折导致残疾，使患者活动受限、生活不能自理，增加肺部感染、褥疮发生可能，患者生命质量下降，死亡率升高，也给个人、家庭和社会带来沉重的经济负担，患者生活非常痛苦，容易导致心理异常。

除了原发性骨质疏松症，还有一些患者因为患有糖尿病、甲状旁腺功能亢进症、库欣综合征、性腺功能减退症、甲状腺功能亢进症、垂体泌乳素瘤、腺垂体功能减退症、系统性红斑狼疮、类风湿性关节炎、干燥综合征、皮肌炎、混合性结缔组织病、吸收不良综合征、胃肠大部切除术后、慢性胰腺疾病、慢性肝脏疾患、营养不良症等，都可能导致骨质疏松症。长期使用糖皮质激素、免疫抑制剂、肝素、抗惊厥药、抗癌药、含铝抗酸剂、甲状腺激素、肾衰用透析液或慢性氟中毒等也容易发生骨质疏松症。

老年人是否患有骨质疏松症可用一分钟自测量表自行评估。

国际骨质疏松基金会（international osteoporosis foundation，IOF）骨质疏松症风险一分钟自测量表

不可控因素（先天性因素、疾病等）	是／否
1.父母曾被诊断有骨质疏松或曾在轻微摔伤后就发生骨折	
2.父母中任何一人有驼背	
3.实际年龄超过40岁	
4.成年后因为轻摔发生骨折	
5.经常摔倒（去年超过一次）或因为身体较虚弱而担心摔倒	
6.40岁后的身高减少超过3 cm以上	
7.体重过轻（体重指数指数少于19 kg/m²）	
8.曾服用类固醇激素（如可的松、泼尼松）连续超过3个月？（可的松通常用于治疗哮喘、类风湿关节炎和某些炎性疾病）	
9.患有类风湿关节炎	
10.被诊断出有甲状腺功能亢进或是甲状旁腺功能亢进、1型糖尿病、克罗恩病或乳糜泻等胃肠疾病或营养不良	
11.女士回答：45岁或以前就停经	
12.女士回答：除了怀孕、绝经或子宫切除外曾停经超过12个月	

续表

不可控因素（先天性因素、疾病等）	是 / 否
13. 女士回答：在 50 岁前切除卵巢又没有服用雌 / 孕激素补充剂	
14. 男性回答：出现过阳痿、性欲减退或其他雄激素过低的相关症状	

可控因素（生活方式）	是 / 否
15. 经常大量饮酒（每天饮用超过两单位的乙醇，相当于啤酒 500 g、葡萄酒 150 g 或烈性酒 50 g）	
16. 目前习惯吸烟或曾经吸烟	
17. 每天运动量少于 30 分钟（包括做家务、走路和跑步等）	
18. 不能食用乳制品又没有服用钙片	
19. 每天从事户外活动时间少于 10 分钟又没有服用维生素 D	

注：上述问题只要其中有一题回答结果为"是"即为阳性，提示您可能患有骨质疏松症，建议进行骨密度检查或请医生评估骨折风险。

通过上述自我评估，如果老人是骨质疏松症的高危人群，那么一定要积极进行有效干预，要到骨质疏松的专科医生那里去检查和诊治。

骨质疏松症有哪些症状？

骨质疏松症初期通常没有明显的临床症状，可能既不疼痛也不驼背等，因而被称为"寂静的疾病"或"静悄悄的流行病"。夜间肌肉抽筋痉挛是一些老年人的常见症状。但随着年龄增长，骨量不断丢失，骨的微细结构破坏，患者会出现胸腰椎的骨痛、脊柱变形，甚至发生骨质疏松性骨折。也有一部分患者一直没有临床症状，直到发生骨质疏松性骨折等严重并发症，到医院检查后才知道自己患有重度骨质疏松症。所以一定要重视骨质疏松症的预防和治疗。

如果身体钙流失较多、骨质疏松比较严重，骨质疏松症本身会使身体出现三大类症状。

疼痛

患者可有腰背酸痛或全身酸痛，提重物或日常活动增加时疼痛加重或活动受限，严重时翻身、起坐及行走有困难。常见症状是背痛，多见于胸段和下腰段。需要排除腰椎管狭窄症、腰椎间盘突出症或一些肿瘤疾病。

脊柱变形

骨质疏松严重者可有脊柱变形，致身高缩减和驼背。骨质疏松症的骨组织孔隙率升高，负荷能力下降。脊柱椎体压缩性骨折会导致胸腰后凸畸形，胸廓畸形最为明显，胸腹部受压，影响心、肺功能等。如体重超重更容易导致驼背。严重的腰椎压缩性骨折可能会导致腹部脏器功能异常，引起便秘、腹痛、腹胀、食欲减低等不适。

正常骨组织结构　　骨质疏松症骨小梁稀疏

骨质疏松性骨折

没有明显外伤或轻微外伤发生的骨折为脆性骨折。如从站高或小于站高的高度跌倒，或因其他日常活动而发生的骨折叫做骨质疏松性骨折或脆性骨折。骨质疏松性骨折是在患有骨质疏松症的基础上，在日常生活中受到轻微外力时即发生的骨折。这都属于低能量或非暴力骨折，常见的脆性骨折包括胸椎、腰椎、髋部股骨颈骨折、粗隆间骨折、桡骨远端骨折和肱骨近端骨折。其他部位如肋骨、骨盆等部位亦可发生骨折。有些老年人剧烈咳嗽、弯腰捡东西、搬动花盆都可能发生脊柱压缩性骨折，造成明显的疼痛，翻身或起坐时疼痛更加明显，影响夜间睡眠。

如何诊断骨质疏松症?

　　骨质疏松症的诊断需要全面采集病史、体格检查、骨密度测定、影像学检查及必要的生化测定。在骨科诊治其他疾病时常拍摄骨骼的 X 线片。X 线检查最明显的骨质疏松部位是胸椎和腰椎。椎体的塌陷可表现为鱼尾样双凹形或楔形变，椎体有时甚至完全压扁。其他部位的骨骼 X 线片也可见到骨小梁稀疏、骨皮质变薄。双能 X 线吸收法（dualenergy X-ray absorptiometry，DXA）的测定值是目前全世界公认的诊断骨质疏松症的金标准。临床上推荐的测量部位是第一腰椎到第四腰椎、总髋部和股骨颈。T 值 ＝（测定值 - 同性别同种族正常成人骨峰值）/ 正常成人骨密度标准差，这个标准适用于老年人而不适于年轻人。每年进行一次双能骨密度检查。超声骨密度检查主要用于骨质疏松症的筛查，目前尚缺乏统一的诊断标准。

双能 X 线吸收法（DXA）测定骨密度分类标准

骨密度	分类 T 值
正常	T 值 ≥ -1.0
低骨量	-2.5 < T 值 < -1.0
骨质疏松	T 值 ≤ -2.5
严重骨质疏松	T 值 ≤ -2.5 和脆性骨折

骨质疏松症如何治疗？

骨质疏松症的治疗首先应采取预防的方式。

初级预防：针对尚无骨质疏松但具有骨质疏松症危险因素者，应防止或延缓其发展为骨质疏松症，并避免发生第一次骨折。

二级预防和治疗：针对已有骨质疏松症或已经发生过脆性骨折，防治目的是避免发生骨折或再次骨折，骨质疏松症的防治措施主要包括基础措施、药物干预和康复治疗。

骨质疏松症可防可治。老年人容易患有骨质疏松症，那么预防骨质疏松症是不是就是老年人的任务呢？不是的。人生补钙的最佳时间是"两头"和"中间阶段"。"两头"是指婴幼儿时期和老年阶段，"中间阶段"是指女性的妊娠期和哺乳期，此时一个人担负着"两个人"的营养重任，需要加强补钙。青少年期也应加强运动、保证足够的钙质摄入，同时防止和积极治疗各种疾病，可以尽量获得更高的峰值骨量，减少老年发生骨质疏松的风险；成年期补充钙剂是预防骨质疏松的基本措施，人体 35 岁左右达到骨密度的峰值，这个值越高越有利于预防骨质疏松症的发生。运动是良医，许多基础研究和临床研究证明，运动是保证骨骼健康的成功措施之一，不同时期运动对骨骼的作用不同，儿童期增加骨量，骨代谢处于正平衡，成年期获得骨量并保存骨量，骨代谢处于平衡状态，老年期保存骨量减少骨丢失，一般处于负平衡状态。运动可以预防脆性骨折、提高骨密度和预防跌倒。骨质疏松症的预防治疗应从 0 岁开始，贯穿人生全程。预防的意义更为重要。

　　骨质疏松症的防治需要综合治疗，防治措施主要包括基础措施、药物干预和手术及康复治疗。需要养成健康的生活方式，这是患者唯一可以控制的因素。老年患者应当主动参与到治疗当中，个人的重视程度决定着治疗效果。

▌基础措施

　　（1）调整生活方式

　　①富含钙、低盐和适量蛋白质的均衡膳食。素食主义者也容易患骨质疏松症，因为骨骼健康代谢需要骨胶原和一些蛋白，所以加强营养、均衡饮食非常重要。②适当规律户外运动，运动疗法需遵循个体化、循序渐进、长期坚持的原则。治疗性运动包括散步、慢跑、游泳等有氧运动及抗阻运动（如负重练习）等，老年人注意避免跌倒或诱发心脑血管意外。③避免嗜烟、酗酒，避免过量饮用咖啡和碳酸饮料。④采取措施防止跌倒，注意是否有增加跌倒危险的疾病和药物，加强自身和环境的保护措施等。

　　（2）骨健康基本补充剂

　　①钙剂

　　我国营养学会推荐成人每日元素钙摄入量800 mg，绝经后妇女和老年人每日钙摄入推荐量为1000 mg。这是获得理想骨峰值、维护骨骼健康的适宜剂量。如果饮食中钙供给不足可选用钙剂补充，日常饮食选择含钙丰富的食物，我国老年人平均每日从饮食中获钙约400 mg，平均每日应

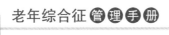
补充的元素钙量为 500 ～ 600 mg。

市场上的钙剂种类繁多，从化学成分上有碳酸钙、乳酸钙、葡萄糖酸钙、醋酸钙、磷酸铵钙、枸橼酸钙等；从剂型上有片剂、胶囊、液体钙等。碳酸钙含钙元素高，可以达到 40%，不良反应小，价格便宜，吸收率高，是广泛应用的一种钙制剂，临床使用最多。乳酸钙含钙 13%，葡萄糖酸钙含钙 9%，制成片剂后含量更低。在晚饭后或临睡前补充钙，有利于减少胃肠道反应，也有利于夜间的钙代谢，增加血钙浓度，还能减少心脏病、中风、哮喘、肺气肿等疾病的发生，夜间骨骼对钙的吸收力度最大。夜间是骨骼组织新陈代谢的高峰期，特别是半夜和凌晨，低血钙刺激甲状旁腺激素分泌，使骨钙分解加快，产生脱钙，引发低钙血症，出现肌肉痉挛现象。临睡前补钙可以为夜间的钙调节提供钙源，阻断体内动用骨钙。同时，钙可稳定植物神经，具有镇静作用，还有助于睡眠。

目前常见的补钙误区有以下几个方面。

误区之一：老年人补钙没用

这是非常错误的观念。老年人补充适量钙剂对骨骼健康非常有益，能够减缓骨量丢失，降低骨密度下降的速度，保护骨骼。钙平衡与钙的摄入量直接相关。

误区之二：老年人补钙不能吸收

老年人的胃肠道功能比年轻时明显减弱，对食物中的绝大部分营养成分吸收力都减弱。但是老年人骨量丢失的速度快于骨形成的速度，所以肠道对钙离子仍具有较强的吸收。当然不是口服 600 mg 的元素钙人体就能全部吸收，一部分钙剂会随着粪便排出体外。钙元素的吸收需要与维生素 D 协同，所以钙与维生素 D 是一对不可分割的伴侣。补钙的同时使用维生素 D、增加平时的日光照射有利于人体对钙的吸收。

误区之三：补钙多多益善

有的人认为既然身体缺少钙，患有骨质疏松症，就大量补钙。其实钙元素的吸收主要在小肠上段，人体只能吸收一部分钙元素，存在天花板效应，一部分钙随着粪便排出，过多的补钙容易造成便秘。钙剂选择要考虑其安全性和有效性，高钙血症时应该避免使用钙剂。此外，应注意避免超大剂量补充钙剂，会增加肾结石和心血管疾病的风险。

②维生素 D

成年人推荐剂量为 200 IU（5 μg）/d，老年人推荐剂量为 400～800 IU（10～20 μg）/d。治疗骨质疏松症时剂量可为 800～1200 IU，以降低跌倒和骨折风险。应定期监测血钙和尿钙，酌情调整剂量。但是，如果患者伴有肾结石及高尿钙，则应慎用钙剂及维生素 D 制剂。充足日照有利于人体皮肤合成维生素 D，建议上午 11 点到下午 3 点间尽可能暴露皮肤于阳光下晒 15～30 分钟。涂抹防晒霜会影响日照效果，但需注意避免强烈阳光照射以防灼伤皮肤或夏日中暑。适当剂量的活性维生素 D 能促进骨形成和矿化，增加骨密度，抑制骨吸收，提高老年人肌肉力量和平衡能力，降低跌倒及骨折风险。

目前尚无充分证据表明单纯补钙和维生素 D 可以替代其他抗骨质疏松药物治疗，所以用于治疗骨质疏松症时，应与其他药物联合使用。

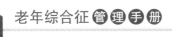

药物干预

仅补充钙剂和维生素 D 对于骨质疏松的治疗是远远不够的，需根据患者情况加用药物。

药物治疗适应证：已有骨质疏松症（T 值≤ -2.5）或已发生过脆性骨折；已有骨量减少（-2.5 < T 值< -1.0）并存在一项以上骨质疏松症危险因素者。

抗骨质疏松症药物按作用机制可分为骨吸收抑制剂、骨形成促进剂、其他机制类药物及祖国传统中药。需要根据自身的骨密度检查和临床评估选择适合自身的药物。需要注意胃肠道反应、过敏等。用药过程中需要反复评估，动态调整。如何选用听从医嘱。

外科手术

（1）脊柱压缩骨折：可通过微创手术经皮椎体成形术和后凸成形术得到有效治疗。这是脊柱微创治疗的一种较新技术，适用于近期发生、疼痛严重的椎体压缩性骨折，有很好的止痛效果，有助于脊柱的生物力学稳定，减少后凸畸形的发生。

（2）粉碎性骨折：老年人骨质疏松性桡骨远端骨折多为粉碎性骨折，多累及关节面，骨折畸形愈合常造成腕关节和手指功能障碍。治疗方法一般采用手法复位，可用夹板或石膏固定，或用支具固定。对于一些不稳定的骨折可切开复位内固定手术治疗，恢复关节面的平整。

（3）髋部骨折：只要患者能耐受麻醉和手术，应当尽早手术治疗。髋部骨折死亡率高，容易发生肺炎、泌尿系统感染、褥疮、下肢静脉血栓、骨坏死及不愈合等并发症，容易导致老年谵妄，致畸、致残率高，康复过程缓慢。手术治疗包括内固定、人工关节置换等。即便手术成功，生活质量也较伤前下降。全身情况差的老年患者可采取非手术治疗。

王奶奶的经历和我们临床上老年骨质疏松性骨折的患者有很多相似之处，老年人髋部骨折是非常痛苦的，躺在床上养伤，坐起来饮食都很困难，抬起臀部放个尿盆更加疼痛，严重影响生活质量，那么王奶奶为什么会发生骨折呢？了解了上面的骨质疏松症的知识后，我们需要仔细分析一下，吃一堑长一智，可预防以后的骨质疏松性骨折，老年人需要不断学习科学知识，为自己的身体健康保驾护航。

（1）王奶奶出现夜尿多的情况没有及时去医院就诊治疗，而是观察，虽然这是一种方法，但在症状明显时应到医院及时弄清病因、综合治疗、消除症状。

（2）王奶奶 77 岁时发生了低能量损伤导致的骨质疏松性骨折——左桡骨远端骨折，经过保守治疗疗效很好，但是她只重视了骨折的处理，没有进一步治疗引起骨折的骨质疏松症，没有采取干预措施。这会导致老年性骨质疏松症进一步，再次导致骨质疏松性骨折。骨质疏松性骨折发生后，再次骨折的风险显著增加。大量研究资料的结果显示，老年人发生一次骨质疏松性骨折后再次骨折的概率是一般人群的 5 倍左右，所以发生骨质疏松性骨折后一定要及时治疗，预防再次骨折的发生，防患于未然。

（3）王奶奶作为老年人必须时刻警惕跌倒的可能。老年人随时随地都可能发生骨质疏松性骨折，所以日常生活中一定要谨慎小心，行走缓慢一些，起坐慢一点，掌握好身体平衡。老年人髋部骨折摔伤最常见的地方是卧室和厕所，在这些地方一定要小心，避免跌倒。平时应避免厕所里灯光昏暗，地面湿滑，老年人居住环境的危险因素必须消除。老年人要重视自我教育，严格践行，避免跌倒的发生，从而降低骨质疏松性骨折的发生率。

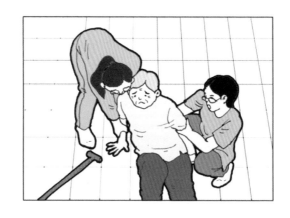

（4）不要怕麻烦家人，需要帮扶的时候一定要勇于说出来。王奶奶没有及时呼叫家人，这是错误的。老年人向后摔倒不仅可发生髋部骨折、脊柱压缩骨折，还可能发生头部外伤造成颅脑出血等，严重时危及生命，及时发现、及时救治非常重要。骨质疏松性骨折后老年患者自主生活能力下降，骨折后缺少与外界的接触和交流，常常有心理异常，包括恐惧、焦虑、抑郁、自信心丧失等，家属要给予老人更多关注，必要时应就诊神经内科应用药物治疗。

（5）康复锻炼不够。髋部骨折后及时手术可避免卧床并发症，如下肢深静脉血栓、坠积性肺炎、关节僵硬、肌肉萎缩等，手术的目的就是要尽快让骨折患者离床，通过科学、积极的康复锻炼恢复到骨折前的生活状态，同时要树立生活的信心，不能因为一次骨质疏松性骨折就再也不敢外出活动，导致全身机能下降、焦虑、抑郁等，影响身心健康，更容易发生跌倒，形成一个恶性循环。骨折后在医生和家人的帮助下要有重建、恢复身心健康的信心。

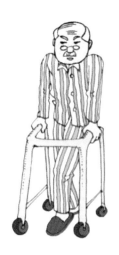
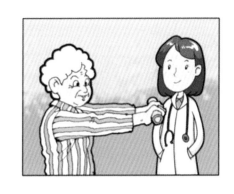

骨骼是人体的支柱，骨骼健康是保持人体健康的关键，骨质疏松症的防治应贯穿于人生的全程。骨质疏松性骨折会增加残疾率或死亡率，因此骨质疏松症的预防与治疗同等重要，骨质疏松症的主要防治目标包括改善骨骼生长发育、促进成年期达到理想的峰值骨量、维持骨量和骨质量、预防增龄性骨丢失、避免跌倒和骨折、保持全身的健康。老年朋友们一定要自我保健，养成良好的生活方式，拥有健康的骨骼，拥有健康的生活。

（纪　泉　张耀南）

第二十章　骨关节炎

段大妈今年 72 岁了，近几年走路总是双膝关节疼痛，一会儿左边疼，一会儿右边痛，无论是买菜、做饭还是出去遛弯，都不能走太远，走个十几分钟或半小时就要休息一下，不然双膝关节疼痛就走不动了。有时走多了晚上双膝关节还会肿胀，好像里面有积水"呼囊呼囊的"，尤其是膝盖内侧，得休息几天才能好。她已经有好几年没有跟孩子们出去旅游了，最近家人看着她的双膝关节都伸不直了。为了不耽误接送孙子们上学，她一直不上医院，总想自己贴贴膏药，吃点止痛药就凑合了。她老伴和孩子们怕她的病加重，带着段大妈从社区医院到三甲医院跑了几家医院，看了外科和骨科，做了 X 线检查，终于发现她是得了"双膝关节骨关节炎"，也就是膝关节"长骨刺"了、"磨坏"了。听骨科医生说先吃药、打针，如果不管用还要做手术，这可让一家人有些着急。那么，什么是膝关节的骨关节炎？如何诊治呢？

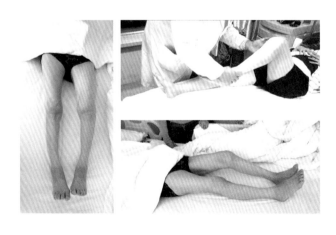

什么是膝关节的骨关节炎？

膝关节骨关节炎，是一种以膝关节软骨退行性改变和继发性骨质增生（长骨刺）为特征的慢性关节疾病。膝关节炎症状缓慢进展，逐渐出现膝关节滑膜增生、关节疼痛、肿胀、积液、活动受限及畸形等，严重影响日常行走。

我国膝关节骨关节炎的发病率为 10% ～ 30%，因地域、年龄和性别而异。膝关节骨关节炎的病因和发病机制目前尚未明确，其发病与年龄、性别、职业、生活方式、遗传等有关，或者是以上多因素作用的结果。女性多发，男女发病比例约为 1∶2，多发生于 55 岁以上中老年人。

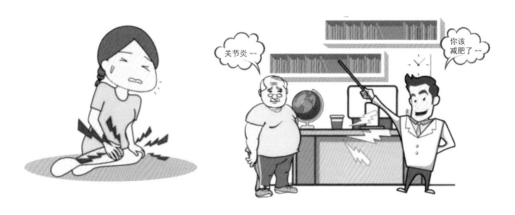

天气变化、转凉，或劳累常会引起膝关节酸胀不适，容易诱发膝关节疼痛；另外，当膝关节发生外伤或过度使用时，关节疼痛、积液水肿及活动障碍的症状会加重。

膝关节骨关节炎症状有哪些？

膝关节疼痛

膝关节持续性疼痛或间歇性钝痛或刺痛，休息可缓解，活动可加重。膝关节疼痛可影响上下楼梯及下蹲起立动作，严重者可影响平地行走。

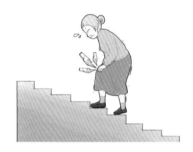

膝关节活动受限

早期膝关节开始出现僵直，稍微活动后好转，同一姿势保持时间不能过长，必须经常转换姿势。晚期关节活动明显受限，无法下蹲，甚至出现膝关节屈曲挛缩，无法正常伸直。

膝关节畸形

随着病情的进展，膝关节开始出现内翻（常说的"O"型腿）、外翻（常说的"X"型腿）、旋转（罗圈腿）或屈曲挛缩畸形，其中膝关节内翻是膝关节骨关节炎最常见的关节畸形。

膝关节肿胀

膝关节骨关节炎患者可因炎症反应引起关节周围软组织肿胀和关节内滑膜炎、炎性滑膜积液等。

在日常生活中，老人家一旦出现上述症状和体征，本人和家人要引起重视，尽快到医院骨科就诊。一般，骨科医生会进行 X 片检查，这是诊断膝关节骨关节炎的金标准。X 片可见患者的膝骨关节间隙变窄、周边骨赘形成、软骨下硬化或囊性变。

专业的骨科医生会把膝关节骨关节炎根据 X 线片上的表现、严重程度进行分级。

Ⅰ级（初期）：偶发膝关节疼痛，日常活动可正常进行。X 片表现：关节间隙可疑变窄，可能有骨赘。

Ⅱ级（早期）：经常出现膝关节疼痛，日常活动基本不受影响，起立、下蹲或上下楼梯时疼痛，活动轻微受限。X 片表现：有明显的骨赘，关节间隙轻度变窄。

Ⅲ级（中期）：经常出现膝关节严重疼痛，日常活动因疼痛而受限。X 片表现：中等量骨赘，关节间隙变窄较明确，软骨下骨骨质轻度硬化改变，范围较小。

Ⅳ级（晚期）：膝关节疼痛非常严重，日常活动严重受限。X 片表现：大量骨赘形成，可波及软骨面，关节间隙明显变窄，硬化改变极为明显，关节明显畸形。

膝关节骨关节炎该如何治疗呢？

一般治疗

减少膝关节的磨损，锻炼膝关节周围肌肉韧带的力量、耐力和强度，适用于所有中老年人膝关节骨关节炎患者，包括：患者健康教育、运动治疗、物理治疗、行动辅助治疗。如减轻体重，关节保暖，适当进行游泳、骑车、跑步等有氧运动，锻炼股四头肌肌力，使用助行器或拐杖等。

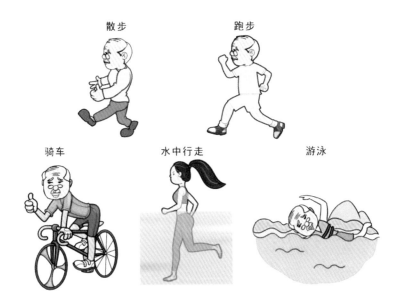

散步　　　跑步

骑车　　　水中行走　　　游泳

药物治疗

若患者膝关节疼痛明显，可选择药物进行治疗。药物治疗包括口服药物、外用药物及关节腔内注射药物。

（1）口服药物：非甾体抗炎药、止痛药为首选的口服药物，可以有效缓解膝关节疼痛。如双氯芬酸钠缓释片、塞来昔布胶囊、依托考昔片等。若患者存在消化道溃疡，可选择阿片类止痛药物，如盐酸曲马多片。另外，也可以同时添加关节软骨营养类药物，如盐酸或硫酸氨基葡萄糖片剂或胶囊。

（2）外用药物：外用药物辅助治疗可以增强局部镇痛效果。如消炎镇痛类贴膏、扶他林软膏、舒筋活络油、酸痛油等。

（3）关节腔内注射药物：往关节腔内注射玻璃酸钠注射液和几丁糖注射液等药物，可以起到润滑关节、营养软骨、消炎止痛效果。有时可加用皮质类激素等。

▍手术治疗

膝关节骨关节炎患者保守治疗 3～6 个月后效果不佳，症状持续性加重，严重影响日常行走，此时需进行手术治疗。手术治疗包括膝关节镜检查清理术、骨髓微钻孔术、软骨移植术、胫骨高位截骨术，以及人工关节置换术（单髁置换和全膝关节表面置换术）。这些需要根据每种术式的适应证，结合患者的具体病情，选择合适的手术方案。

（1）膝关节镜检查清理术：通过关节镜手术清理膝关节内游离体（软骨碎片）、修复损伤退变的半月板等，能减轻部分骨关节炎患者症状，适用于伴有关节内游离体或者半月板损伤退变的早、中期骨关节炎患者。

（2）骨髓钻孔刺激术（微骨折技术）：关节镜下使用骨锥（一般在 1～2 毫米直径内）在软骨受损部位进行钻孔，与骨髓腔相通，使一部分骨髓和血液从孔中渗出，从而生成纤维软骨覆盖缺损区域。此术式简单，操作方便，是治疗膝关节软骨损伤的一种安全有效方法，短期内可改善患者的关节功能和减轻疼痛。

（3）骨软骨移植术：包括自体软骨移植术和异体软骨移植术。通过自体或者异体软骨移植到关节软骨缺损处，恢复关节外形，减轻损害程度，缓解关节疼痛。适用于局部较大面积软骨缺损、缺损深度达软骨下骨的患者。

（4）胫骨高位截骨术（保膝手术）：当膝关节骨关节炎伴有明显内翻畸形或者外翻畸形时，可采用胫骨高位截骨术进行治疗，通过截骨矫正力线，将力线从磨损的间室转移至相对正常的间室，可延缓关节炎进展，保留了膝关节的正常活动功能，亦称之为保膝手术。适用于青中年活动量大，膝关节力线不佳的骨关节炎患者。

（5）对于晚期骨关节炎患者，膝关节疼痛严重，活动明显受限，影响日常行走。通常采用人工关节表面置换术进行治疗。人工关节置换术包括膝关节单髁置换术和全膝关节置换术。

膝关节单髁置换术：只置换单间室病变的关节面，保留膝关节健侧关节面以及韧带，可改善膝关节功能以及缓解关节疼痛。适用于单间室软骨磨损严重、韧带功能良好的骨关节炎患者。

全膝关节置换术：膝关节整体磨损严重的关节炎患者则需选择全膝关节置换术进行治疗。通过置换整个膝关节关节面，矫正力线，从而改善膝关节功能，缓解关节疼痛。

如何预防膝关节骨关节炎？

一听到要做手术，家人和老人们都会心里打鼓，思虑再三，不仅害怕还不知道效果如何，有何风险。那么如何预防膝关节骨关节炎，或延缓膝关节老化退变，推迟手术时间呢？

改善生活方式、消除或减少膝关节骨关节炎的危险因素，可以预防骨关节炎，延缓关节老化退变，使关节达到最佳的健康状态，建议以下几点：

①适当运动，如游泳、散步、慢跑、打八段锦等；②锻炼股四头肌肌力，增强膝关节稳定性，如直腿抬高训练；③体重超标者应适当减轻体重，以减轻膝关节负荷；④避免过多上下楼梯、下蹲，少爬山；⑤多晒太阳，注意膝关节保暖，避免关节受凉。

总之注意保持健康的生活方式有利于膝关节骨关节炎病情的缓解和控制。一旦发现膝关节疼痛、肿胀和畸形，活动能力下降，应及时到医院骨科就诊，根据膝关节疾病的不同阶段，专业医生会采取不同的治疗方法给予科学的诊治，这就是"阶梯治疗"的理念。膝关节骨关节炎的阶梯治疗就是因时而治，循序渐进，从简单到复杂，从宣教到手术，最终都是为减轻患者痛苦、提高生活质量，不给儿女家庭带来负担，让老年人有自主、自理的健康生活方式。

膝关节骨关节炎的阶梯治疗

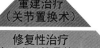

（张耀南）

第二十一章　老年共病

什么是共病？

　　介绍共病之前，我们先来了解一下什么是慢病。慢病是指至少持续 1 年以上，需要持续治疗和（或）影响日常生活能力的疾病或医学情况。随着年龄增长，老年人的组织器官发生老化、生理功能下降，身体在老化的基础上，除了容易发生各种常见的慢病（冠心病、高血压、糖尿病、脑梗等），还会新发生各种与老化直接相关的老年特有疾病，出现多种老年问题（营养不良、痴呆、退行性骨关节病、白内障、尿失禁、跌倒等）。这些慢病需要长期治疗，会引起器官功能衰竭，影响老年人的日常生活能力，甚至会导致生活能力的丧失或受限（失能）。

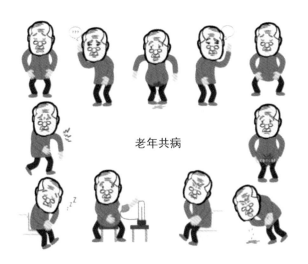

老年共病

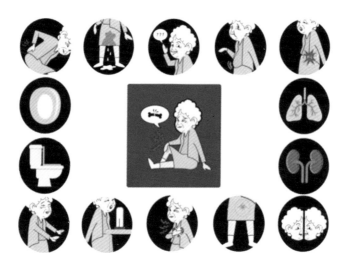

共病是指同一患者同时患有两种或两种以上慢病，即多病共存。共病的形式有很多种。一种是相互关联的共病，比如糖尿病、高血压、冠心病、肥胖等，这些疾病均可引起动脉硬化，导致心、脑、肾等器官损害，它们有一些共同的危险因素，疾病之间有一定的关联；另一种是无关联的共病，如高血压、恶性肿瘤、反流性食管炎、肾结石等，这些疾病之间无明确的关联。老年共病可以是上述躯体上疾病的共存，也可以是精神心理（如抑郁、焦虑）及老年人特有疾病的共存。

老年人存在共病的情况常见吗？

共病在老年人中是非常常见的，随着年龄的增长、寿命的延长，有多种慢性疾病的老年人数量和比例正在增长，老年人的共病现象十分突出。根据调查显示，我国 76.5% 的老年人存在共病问题，最常见的疾病是高血压，其次是冠心病、糖尿病、慢性阻塞性肺病、脑卒中及关节炎。最

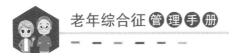

常见的共病模式是高血压与冠心病共存，其次是高血压与糖尿病共存。社区老年人中慢病的患病率达 91.7%，2 种及 2 种以上共病率达 76.5%，患有 ≥ 3 种慢病的占 54.9%。一般每位老年人平均患 6 种疾病，一项早期的统计显示，我国 60 ～ 69 岁组的老年人平均患独立疾病 7.5 种，70 ～ 79 岁组为 7.8 种，80 ～ 89 岁组为 9.7 种，≥ 90 岁组为 11.1 种。

共病有哪些影响和危害？

　　老年共病患者由于症状多样且不典型、诊断复杂，会造成治疗效果差及多重用药，使发生明显不良结局的风险增加，超出单个疾病的影响。这些结局包括重复住院、急诊科就诊、入住养老院、生活质量下降、衰弱、功能受限和残疾、死亡等。比如老年人因急性心衰住院治疗，如果合并共病种类多或者共病较严重，那么在老年人第一次住院后一年内再次出现心衰发作而需要住院的风险就越高。多病共存的老年患者，由于病情复杂、治疗难度大，加上疾病治疗的经济负担较重，大多数老人会出现不同程度的焦虑、抑郁等不良情绪和心理障碍，形成恶性循环，会严重影响疾病的预后及治疗干预效果。

存在共病的老人需要关注什么？

　　存在共病的老年人经常就诊于不同的科室，以期望处理出现的各种问题。这时会出现专科就诊的局限性。比如同时患有糖尿病、消化不良、骨关节病的老年人就诊于内分泌科，内分泌医生会关注老年人的血糖水平，而老年人可能首先关心如何消除关节炎引起的行走时疼痛问题。存在共病的老年人同时存在很多问题，专科诊疗很容易引起治疗不当或多重用药的问题，针对某一问题的治疗可能加重另一问题，某些药物可改善某一问题而加重另一问题。比如，内分泌专科可能根据老人的血糖升高情况，调整不同的降糖治疗方案，而忽略其因消化不良引起的慢性腹泻、纳差等问题，使老年人出现低血糖的风险增加。如果治疗方案仅包括调整血糖，并不能改善老年人的功能状态及生活质量。这就是老年共病患者与专科患者在诊治方面的差异。存在共病的老年人真正需要关注的并不是每一种疾病分别需要如何治疗，而是自己身上的主要矛盾是什么，最影响生活质量、影响自己状态的问题是什么，而这些问题是需要优先处置的。多病共存的老年人建议就诊老年科门诊，老年科可以充分发挥学科优势，一方面针对躯体疾病情况进行共病评估；另一方面运用老年综合评估技术，对生活能力、躯体功能、精神状态、营养状态、老年综合征等问题进行评估，整体评估老年人共病与功能状态的关系，控制主要疾病，综合评估用药情况，以改善老年人躯体功能、提高生活质量为主要目的制定诊疗方案。

老年人存在共病问题，可以做些什么？

配合医生确定对治疗最重要的事情，可以选择想和不想接受哪些治疗，可以考虑以下这些问题，并告诉医生，以共同决策治疗方案。

（1）最困扰您的健康问题是什么？首先想要关注的是哪方面的健康问题？

（2）什么对您最重要？是尽量减轻痛苦或症状、保持自理能力，还是长期生存？

（3）您所接受的治疗有没有引起不良反应或其他问题？

就诊前做一些计划，如提前计划好想与医生讨论的内容和问题，列出您目前使用的所有药物，包括用什么药、药物的剂量，或就诊时带上药盒或药瓶，有助于医生回顾及了解您的用药情况。

听取医生对您健康问题的建议，包括调整生活方式、改善饮食结构、积极参与锻炼等健康管理措施。能通过非药物方式改善症状，尽量少用药物，避免某些药物或治疗带来的风险及不良反应。

能自己做些什么来缓解症状吗？

一些改善健康状况的措施人人皆宜，比如：多吃水果、蔬菜、乳制品、谷物，少吃甜食和精米、精面。如选择全谷物面包、全麦馒头、燕麦、杂粮饭等。每周定期进行一些力所能及的体力活动，并缓慢增加活动强度，即使每天进行几次低强度的活动也可以强健身体。尽量保证充足的睡眠。如果存在睡眠问题，可以寻求医生的帮助。如果感到抑郁或焦虑，应告知医务人员，此类问题可增加其他疾病问题的处理难度。与他人相约活动，可以通过社区老年中心等活动团体认识新朋友，增加社交活动及户外活动。

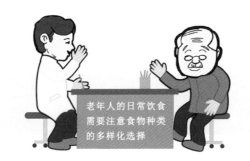

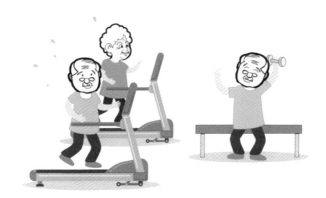

（袁　莹）

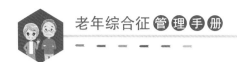

第二十二章 多重用药

俗话说"家有一老，如有一宝"，父母、姥姥姥爷、爷爷奶奶、"五大爷六大舅七大姑八大姨"或多或少都会患一些病吃一些药。有时候见面聊一聊，问一问，发现大家吃的药种类不少呀。姥姥吃的高血压药 2 种、冠心病药 2 种、糖尿病药 2 种、骨质疏松药 1 种，加起来足足 7 种药！你是不是也觉得药吃得太多了？

📖 什么是多重用药？

老年人随着年龄增加，机体功能减退会引起多种慢性疾病，需要使用多种药物进行治疗，因此老年人往往存在多病共存和多重用药的现象。一般来说，如果同时吃 5 种以上的药物，就是多重用药了。

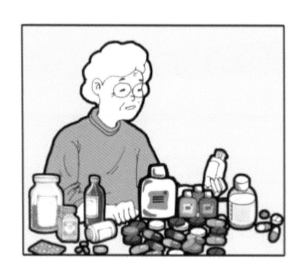

多重用药有什么危害?

多重用药不仅使药物不良反应的发生率升高，药物和药物之间也会产生反应，通常称为药物相互作用。尤其是老年人，肝、肾功能都不如从前了，脂肪和肌肉的含量也发生了变化。药物不良反应和相互作用发生的概率进一步增加，可能导致药源性疾病、营养不良、骨折、老年综合征等不良后果；还增加了"处方瀑布"的可能性。

这里给大家解释一下"处方瀑布"，当一个药物出现了不良反应，这个症状却被误认为是新出现的病，而开具新的药物，以致药物越用越多，如同瀑布一样。老年患者常常多药并用，因此发生"处方瀑布"的风险较高。同时使用 2 种药物，药物之间不良相互作用的发生率为 13%；同时使用 5 种药物，药物之间不良相互作用的发生率为 38%；同时使用 7 种或以上药物，药物之间不良相互作用的发生率增至 82%。这些不良相互作用可能很轻微，大家感觉不到，也可能很严重。比如大家比较熟悉的硫酸氢氯吡格雷，如果同时和奥美拉唑或者埃索美拉唑一起吃的话，硫酸氢氯吡格雷就不能达到治疗的效果了。

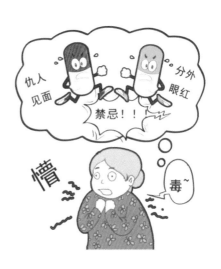

为什么会出现多重用药呢？

首先，老年人同时患有多种疾病，针对每个疾病，都会服用相应的药物。加起来自然就多了。其次，只做加法，不做减法。这在老年人身上体现得更明显，曾经吃过的药，就停不下来了。有的老年人过敏了加用了抗过敏药，过敏好了药却忘了停，就这样一直吃下去了。这样是有很大危害的。另外，相信网上的一些不实广告等，导致滥用保健品、营养补充剂、"偏方"都会产生多重用药问题。

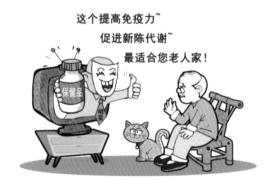

怎样才能减少多重用药损害呢？

随着老年人多重用药问题逐渐被重视，有专家总结了老年人合理用药的原则和标准，用以评估老年人用药，改善老年人的用药品质，减少发生不良药物反应的风险。下面让我们一起了解一下老年人合理用药六大原则。

受益原则

受益原则要求吃药要有明确用药原因，用药的好处要大于坏处，同时选择疗效确切而毒副作用小的药物。刚才我们说到老年人药物不良反应的发生率高，危害大，甚至可能致残、致死，因此老年人吃药时一定要谨慎，应遵医嘱用药。

5 种药物原则

联合用药品种越多，发生不良反应的可能性越高。因此用药的品种要尽可能的少，最好为 5 种以下，而且治疗时要分清轻重缓急。我们实行五种药物原则时应注意，了解药物的优点和缺点，抓主要矛盾，选主要药物治疗，选用具有兼顾治疗作用的药物，重视非药物治疗，减少和控制服用补药。比如张大爷同时患有五种病，分别为高血压、冠心病、糖尿病、胆结石和前列腺增生，这时候我们就要抓住主要矛盾，张大爷的胆结石和前列腺增生现在是没有症状的，那么我们可以只服用治疗高血压、冠心病和糖尿病的药，注意观察胆结石和前列腺是否有症状，有症状再对症治疗即可。服用多种药物的老年人，去医院各个科室就诊时也要提前告知医生自己在其他科都吃了什么药，让医生审核一下是不是存在有害的药物相互作用，或者去药师门诊让药师把把关，顺便还能请药师指导用药的注意事项。

小剂量原则

老年人由于肝脏、肾脏的清除功能减退，服药的剂量一般比成年人小。我国用药权威的著作《中国药典》规定老年人用药量为成人量的 3/4，一般开始用成人量的 1/4 ～ 1/3，然后根据临床反应调整剂量，直至疗效满意而无不良反应为止；剂量要准确适宜，老年人用药要遵循从小剂量开始，逐渐达到适宜个体的最佳剂量；只有把药量掌握在最低有效量，才是老年人的最佳用药剂量。比较特殊的是褪黑素，褪黑素是存在于我们体内的一种激素，起促进睡眠的作用。老年人分泌褪黑素的量减少，常常导致失眠，需要补充褪黑素。所以褪黑素的剂量是随着年龄增长而增加的。除此之外，我们还要明白每个老年人的身体情况都是不同的，具体每个人的用药剂量不能一概而论。

▌ 择时原则

择时原则就是选择最佳时间服药。择时用药可提高疗效，减少不良反应。有的是根据疾病的昼夜节律变化确定最佳用药时间，比如夜间是变异型心绞痛、脑血栓、哮喘发病的高峰期，控制这些疾病的药物一般都在睡前服用。也有很多药物由于本身的特点，需要选择合适的时间服用，这往往容易被老年人忽视，须要大家注意。相关具体药物使用时间见下表。

须注意服用时间的药物

服药时间	药物种类
餐前用药	降糖药、胃动力药、健胃药、助消化药及部分中成药等对胃肠道无刺激性的药物，餐前 15 ～ 30 min 用药
餐中用药	奥利司他、阿卡波糖、伊曲康唑
餐后用药	止痛片、硫酸亚铁等有胃肠道刺激性的药物，餐后 30 min 用药，以减少对胃肠道黏膜的损害
空腹用药	人参、蜂王浆空腹吸收较好，青霉素类的抗菌药物一般空腹服用效果更佳
睡前用药	降脂药（洛伐他汀、阿托伐他汀、瑞舒伐他汀等），睡前服用降脂效果更好；"替丁"类治胃病的药（雷尼替丁、法莫替丁等），夜里胃酸分泌增多，睡前服用效果好；治疗前列腺增生的药物，前列腺症状夜间突出，一般睡前服用

■ 暂停用药原则

老年人用药的时候要密切观察，一旦出现新的症状，可能是病情变化导致的，也可能是药物的不良反应。前者应该根据病情加药，后者应减药。刚才我们提到，老年人不良反应发生率高、危害大，在用药期间要随时警惕不良反应的发生，一旦出现一些症状，我们怀疑可能是不良反应，停药是最简单有效的方法。如华法林是预防血栓形成的重要药物，最主要的不良反应是出血，一旦出血可能会造成严重后果，用药时要注意观察有没有出现瘀斑、出血点、刷牙时牙龈出血、流鼻血、小伤口出血很久不愈合、月经量过多、便血、尿血等，如果出现这些症状，及时停用华法林并就诊检查，将药物的不良反应降到最小。

■ 及时停药原则

老年人用药要采取及时停药原则，以避免不必要的长期用药。用药时间的长短，应视病种和病情而定。下面给大家介绍了一些药物的停药时机。还要提醒大家，下表介绍的是一般情况，如果医生、药师有特殊说明，还是要听医生的。

常见药物停药时机

停药时机	药物种类
立即停药	感冒、发烧、上呼吸道感染等感染性疾病，治疗后病情好转，一般体温正常3～5天即停药；一些镇痛等对症治疗的药物，也可在症状消失后停药
疗程结束时停药	抑郁症、甲状腺功能亢进等疾病在相应的药物治疗后症状消失，为了避免病情复发，需要继续巩固一段时间，待疗程结束时停药。根除幽门螺杆菌感染的药物疗程一般为14天，疗程结束后停用
长期用药	高血压、慢性心衰、糖尿病等疾病在药物治疗后，病情得到控制，需要长期用药，甚至终生用药，否则病情会复发

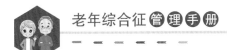

前面给大家分享了有关多重用药的一些知识，是不是对您有所启发呢？总而言之，我们要重视多重用药这个问题，遵循老年人合理用药原则，努力做到既能达到药物的治疗效果，又最大限度减轻药物带来的伤害。

（朱愿超）

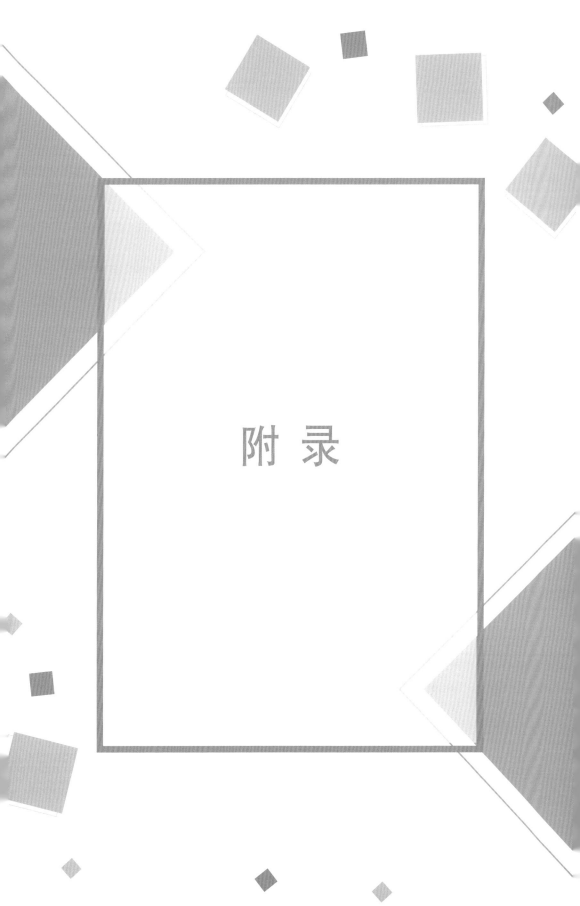

附 录

附录1 常见心血管疾病药物的使用方法

心血管疾病是指心脏和血管的一组疾病，包括动脉粥样硬化、冠心病（心绞痛、心肌梗死）、高血压、血脂异常、心力衰竭、心律失常、心肌病、心脏瓣膜病等，正确合理选择常规用药，对心血管疾病的治疗和预后的改善至关重要。

冠心病

冠心病是严重危害人体健康的常见病，全球数据显示冠心病是导致人类死亡的首要原因。近年来，虽然血运重建治疗有了快速的发展，但药物治疗仍然是冠心病的基础治疗。冠心病的药物治疗根据临床分型略有不同，总体可分为改善心肌缺血的药物和改善预后的药物。大多数冠心病患者一经确诊需要长期服用阿司匹林和他汀类调脂药。

常用的抗心肌缺血药

（1）硝酸酯类药物

是治疗冠心病经典的药物，通过扩张静脉和小动脉降低心脏的前后负荷，降低心肌耗氧量，从而改善心肌的血供。常用的硝酸酯类药物有：硝酸甘油、硝酸异山梨酯和单硝酸异山梨酯。硝酸甘油是个短效药物，通常是于急救临时服用，可以缓解心绞痛发作，心绞痛发作时舌下含服，如果5分钟后症状不缓解，可以再含服一片。临床上能够引起胸痛的疾病有很多，如主动脉夹层、肺栓塞、胸膜炎等，当不能明确胸痛的原因时不要随便使用硝酸甘油，否则会有严重的不良事件发生。如果不能明确是心绞痛还是其他疾病造成的胸痛，应立即拨打急救电话。

（2）β受体阻滞剂

治疗冠心病的主要机制为抑制β受体后可产生负性频率、负性肌力和负性传导作用，从而降低心肌耗氧量，缓解心绞痛。β受体阻滞剂可用于各种类型冠心病的治疗，对于血流动力学稳定的急性冠脉综合征患者应尽早使用。使用β受体阻滞剂应选择β1高选择性制剂，将患者的心率控制在55～60次/分。

（3）钙通道阻滞剂

根据药物的分子结构和作用机制分为二氢吡啶类和非二氢吡啶类钙拮抗剂，前者有硝苯地平、非洛地平和氨氯地平等，后者有维拉帕米和地尔硫䓬。

改善冠心病预后的药物

（1）抗血小板类药物

此类药物中阿司匹林是最常用的抗血小板药物，疗效肯定，性价比高。阿司匹林治疗各种类型的冠心病均有获益。阿司匹林并非保健品，而是治疗用药。对于未发生冠心病、脑血管病或无心血管疾病的人，现有证据不支持将阿司匹林作为预防药物。已经患有冠心病和心肌梗死的患者，为预防再次发生心肌梗死和其他心血管事件，作为二级预防用药可改善预后。阿司匹林服用的剂量为100～300 mg/天，肠溶片建议餐前或睡前服用。常见的不良反应为消化道不适和出血，必要时可加用胃黏膜保护剂。阿司匹林的获益远远大于风险，因此应规范使用。

（2）他汀类药物

他汀类药物抑制胆固醇的合成、延缓动脉粥样硬化斑块的发生和发展、降低心血管事件的发生，是冠心病治疗中不可或缺的药物。急性冠状动脉综合征、稳定性冠心病血运重建术后、缺血性心肌病、缺血性卒中、短暂性脑缺血发作、外周动脉粥样硬化病等均属于动脉粥样硬化的极高危人群，无论胆固醇检查数值如何，均应该服用他汀类降脂药。他汀类药物的种类很多，应根据个体胆固醇水平和治疗目标值个体化选择用药。他汀类药物的主要不良反应为肝酶和肌酶升高，血糖升高，但其获益远远大于风险，因此应长期使用。

（3）β 受体阻滞剂

既可以缓解心绞痛的症状又可以减少心血管事件的发生，也是改善预后的药物。

高血压

高血压是最常见的心血管疾病之一，是心血管疾病的重要危险因素，积极控制血压可减少心、脑、肾、外周血管等靶器官损伤，降低致残率及病死率，提高患者的预期寿命。90% 以上的高血压患者需要长期接受药物治疗，因此正确规范选择降压药是治疗高血压的关键。高血压的发生机制是选择不同降压药的理论基础，由于其机制复杂，不同个体血压升高的机制不同，某一个体可能有多种机制参与了血压的升高，而且在高血压的发生、发展和疾病的终末期升压机制有所不同，因此，降压治疗应遵循个体化和联合治疗的原则。另外，高血压患者往往在血压升高的同时合并多种危险因素、靶器官损害和临床伴随疾病，临床情况错综复杂，所以没有哪一种降压治疗方案适合于所有的高血压患者，应为每一个高血压患者"量体裁衣"，制定个体化的治疗方案。

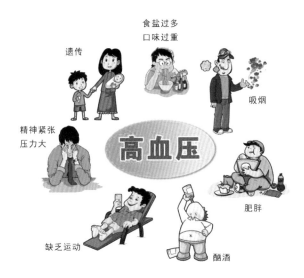

常用降压药

（1）利尿剂

噻嗪类利尿剂用于高血压的治疗已有50年的历史，由于其良好的疗效和性价比，至今仍然是高血压治疗的一线用药。噻嗪类利尿剂又可分为噻嗪型和噻嗪样利尿剂，前者包括氢氯噻嗪和苄氟噻嗪等；后者包括氯噻酮、吲达帕胺和美托拉宗等。此类药物尤其适用于老年高血压患者、单纯收缩期高血压、伴心力衰竭者，也是难治性高血压的选择用药。

（2）β 受体阻滞剂

有选择性（β1）、非选择性（β1 和 β2）及兼有 α 受体阻滞三类。β 受体阻滞剂的降压作用可能是多方面的，不是单一的降压机制，其可能的机制有：①减少心排出量，机体产生适应性反应，外周血管阻力降低，血压下降；②阻断中枢 β 受体，减少交感神经纤维的神经传导；③阻断突触前膜 β2 的兴奋受体，减少去甲肾上腺素的释放；④抑制肾素释放等。常用的 β 受体阻滞剂有美托洛尔、阿替洛尔、比索洛尔、卡维地洛等，各种 β 受体阻滞剂的药理学和药代动力学特点差别较大，应根据患者的具体情况，个体化选择用药。β 受体阻滞剂尤其适用于伴快速性心律失常、冠心病、慢性心力衰竭、交感神经活性增高，以及高动力状态的高血压患者。

（3）钙通道阻滞剂（CCB）

是最常用的降压药物之一，通过抑制心肌细胞的钙内流而降低心肌收缩力，减少心输出量，抑制血管平滑肌细胞的钙内流，扩张外周动脉，降低血压。钙拮抗剂更适合于老年人高血压、单纯收缩期高血压、伴稳定性心绞痛、冠状动脉或颈动脉粥样硬化及周围血管病患者。

（4）血管紧张素转换酶抑制剂（angiotensin converting enzyme inhibitors, ACEI）

此类药物除降压作用外，还具有良好的靶器官保护和减少心血管终点事件的作用。根据化学结构分为巯基、羧基和磷酸基三类，常用的有卡托普利、贝那普利、培哚普利、雷米普利等，降压作用的机制是通过抑制血浆和组织的血管紧张素转换酶，使血管紧张素Ⅱ生成减少，同时抑制激肽酶，使缓激肽降解减少，从而使血管舒张，血压下降。ACEI类还具有改善胰岛素抵抗和降低尿蛋白的作用，更适用于高血压伴慢性心力衰竭、心肌梗死后伴心功能不全、糖尿病肾病、非糖尿病肾病、代谢综合征、蛋白尿或微量白蛋白尿的患者，也可以预防心房颤动。

（5）血管紧张素受体拮抗剂（angiotensin receptor blockers，ARB）

此类药物在受体水平阻断肾素 - 血管紧张素 - 醛固酮系统，与ACEI相比有更高的受体选择性。其降压作用机制是阻断AT1受体后，血管紧张素Ⅱ收缩血管和刺激肾上腺释放醛固酮的作用受到抑制，有与ACEI相似的降压作用。常用的ARB有：缬沙坦、厄贝沙坦、替米沙坦等。ARB类药物可降低有心血管病史如冠心病、脑卒中、外周动脉疾病患者的心血管并发症，减少高血压患者的心血管事件，降低糖尿病或肾病患者的蛋白尿及微量白蛋白尿。尤其适用于高血压伴左心室肥厚、心力衰竭、糖尿病肾病、冠心病、代谢综合征、微量白蛋白尿或蛋白尿患者，以及不能耐受ACEI的患者，也可以预防心房颤动。

（6）其他降压药

除上述主要五大类降压药外，还有α受体阻断剂，如哌唑嗪、特拉唑嗪；交感神经抑制剂，如利血平、可乐定；直接血管扩张剂，如肼屈嗪等，可作为高血压患者的二线用药。

（7）降压药物的联合应用

联合两种药物治疗的原则是：①小剂量开始：如血压不能达标，可将其中一种药物增至足量，如仍不能达标，可将两种药物均增至足量或加用小剂量第三种降压药，必要时可联合使用四种或四种以上的降压药。②避免使用降压机制相近的药物：如 ACEI 与 ARB 联合应用。③选用降压疗效互补、不良反应相互抵消的降压方案：如 β 受体阻滞剂与 CCB 联合、ACEI 或 ARB 与利尿剂联合等。④固定复方制剂的应用：虽不能调整单个药物的剂量，但服用方便，可以提高患者的依从性。高血压合并有冠心病的患者可以选择 CCB+β 受体阻滞剂、CCB+ACEI 或 CCB+ARB；高血压合并糖尿病、代谢综合征、外周动脉硬化和高尿酸血症的患者，可以选择 ACEI（ARB）+CCB，糖尿病患者也可加用小剂量的噻嗪类利尿剂；高盐摄入和高血压合并心力衰竭、外周水肿的患者可以选择 ACEI（ARB）+利尿剂；高血压合并慢性肾脏病的患者可以选择 ACEI（ARB）+CCB+袢利尿剂；单纯收缩期高血压患者和老年人可以选择 CCB+利尿剂。

（刘　蔚）

附录 2　老年糖尿病患者降糖药物的正确使用方法

老年人如何管理血糖及降糖药物？

很多老年人患有糖尿病。他们平时在医院或社区卫生服务中心取药，在家自己服药治疗。如何管好自己的血糖，管好自己的降糖药，这可是个需要好好琢磨的问题。

老年"糖友"们可根据近期血糖监测情况，判断自己的血糖控制是否达标。要知道，不同年龄、合并不同疾病的"糖友"血糖控制指标可要因人而异。糖化血红蛋白（HbA1C）＜ 7.0%，或空腹血糖 4.4 ～ 7.0 mmol/L，非空腹血糖 10.0 mmol/L，适用于病程较短、无严重并发症、未合并心血管疾病的 2 型糖尿病患者。这些"糖友"如果血糖控制达到以上标准，不建议轻易改变正在服用的降糖药品种。而有严重低血糖史，有显著微血管或大血管病变，或有严重合并症、糖尿病病程很长的"糖友"，可以酌情放宽血糖的控制目标（如 HbA1C ＜ 8.0%，空腹 5.0 ～ 8.3 mmol/L，睡前血糖 5.6 ～ 10.0 mmol/L）。但应警惕高血糖引发的不适症状及急性并发症。如果遇到血糖控制不达标的情况，"糖友"们也不要自行换用或停用降糖药物。无明显症状时，建议糖友首先自己监测 2 ～ 3 天的空腹指血血糖、餐后 2 小时指血血糖，必要时加测睡前指血血糖，做好血糖监测记录，再去内分泌科就诊。如果出现多饮、多尿和乏力症状加重，或食欲减退、恶心、呕吐，甚至伴有头痛、烦躁、嗜睡等症状时，就要抓紧时间去医院就诊了。

每类降糖药的降糖机制各不相同，降糖能力也强弱不一。老年"糖友"的病程长短不同，胰岛分泌胰岛素的能力不同，目前使用的降糖药物也有差异，所以不能简单地认为因为日常服用药品品种比较多就可以停用一种降糖药或者用一种药物替代另一种药物。用其他降糖药来替换或停用一种降糖药品时，其实就是要进行降糖方案的调整。这对于个人来说，是一件非常重要的事情。因为降糖药物都是处方药，所以建议咨询医生，具体问题具体分析。因为某些条件的限制，如老年人行动不便或去医院路途较远时，可以寻求家庭、邻居、互联网医院或社会爱心人士的帮助。

我们就以两类常用的降糖药举例说明。磺脲类药物和 α - 糖苷酶抑制剂都可用于降低血糖。国内常用的磺脲类药物有格列美脲片、格列喹酮片、格列齐特缓释片、格列吡嗪控释片等。一般来说，糖尿病病程时间短的患者，自身胰岛功能比较好。磺脲类药物可以餐前服用，刺激胰岛 β 细胞分泌胰岛素，增加体内的胰岛素水平而降低血糖。有的"糖友"患糖尿病的时间较长，甚至已经长期使用短效胰岛素或速效胰岛素治疗了，再换用磺脲类药物，即使刺激胰岛也不会分泌出多少胰岛素，降低餐后血糖的效果就差了。

α - 糖苷酶抑制剂是通过抑制主食（比如馒头、米饭）中碳水化合物在小肠上部的吸收而降低餐后血糖的，适用于以碳水化合物为主要食物组成和餐后血糖升高的患者。国内常用的品种有阿卡波糖、伏格列波糖。如果"糖友"日常饮食接近中国传统的饮食结构，每餐吃的碳水化合物量比较多，服用 α - 糖苷酶抑制剂可以降低餐后的血糖。如果一些"糖友"每餐饮食以蛋白质、脂肪（肉类）或蔬菜为主，很少吃主食（碳水化合物），或者以空腹血糖升高为主要特点，服用 α - 糖苷酶抑制剂时降糖的效果就不明显了。

近期血糖控制良好，如空腹血糖在 4.4 ～ 7.0 mmol/L，非空腹血糖在 10.0 mmol/L，或近 3 个月 HbA1C ＜ 7.0%（在特殊情况下甚至＜ 7.5%）的老年人不建议轻易改变降糖药的品种。

📖 常见降糖药物的正确使用

糖尿病起病隐匿，在发病后的相当长一段时期由于无明显症状，不易及时得到诊断。很多"糖友"们（至少在患病的初期）通过饮食和运动疗法或口服降糖药治疗，随着病程延长，当胰岛 β 细胞功能逐渐衰竭、口服降糖药失效，或某些特殊情况下，如较严重的感染、应激、创伤、手术等应该使用胰岛素治疗。"糖友"们的治疗方案差别很大，所以掌握糖尿病的药物治疗知识非常重要。做好居家的血糖管理，预防慢性并发症和动脉粥样硬化性血管病，最终改善生活质量，是老年糖友们为之努力的长期目标。

大家熟悉的糖尿病综合防治主要包括五个方面，即糖尿病教育、医学营养治疗、运动治疗、药物治疗（口服降糖药、胰岛素等）和血糖监测。当饮食和运动不能使血糖控制达标时，应及时采用包括口服药治疗在内的药物治疗。

根据作用效果的不同，可以分为促胰岛素分泌剂（磺脲类、格列奈类、二肽基肽酶-4抑制剂）和非促胰岛素分泌剂（双胍类、噻唑烷二酮类、α-糖苷酶抑制剂、钠葡萄糖共转运体2抑制剂）。

二甲双胍

目前我国使用的双胍类药物只有二甲双胍，许多国家和国际组织制定的糖尿病指南中推荐二甲双胍作为2型糖尿病患者控制高血糖的一线用药和联合用药中的基础用药，与胰岛素合用，可增强胰岛素的降血糖作用，减少胰岛素用量，防止低血糖发生。二甲双胍也可与磺脲类口服降糖药合用，协同降糖。二甲双胍从小剂量开始使用，根据血糖情况，逐渐增加剂量。

常见不良反应为胃肠道反应。许多患者因此停用二甲双胍。这种做法存在认识的误区。刚开始服用二甲双胍时可以从小剂量开始逐渐加量，这是减少胃肠道反应的有效方法。比如盐酸二甲双胍片从0.5 g、每日2次开始，逐渐增加剂量至0.5 g、每日3次。

磺脲类药物

磺脲类药物是推荐的控制2型糖尿病患者高血糖的主要用药。目前在我国上市的磺脲类药物主要为格列本脲、格列美脲、格列齐特、格列吡嗪和格列喹酮。不同磺脲类药物的降糖作用持续时间不同。使用磺脲类药物时应从小剂量开始，每1～2周加量1次，逐渐达到预期降糖目标。超过最大量的剂量并不能产生更好的作用，却可能使"糖友"面临低血糖的危险。

▌ 噻唑烷二酮类

噻唑烷二酮类可以降低肌肉和肝脏的胰岛素抵抗，促进葡萄糖的利用和降低肝葡萄糖生成，也就是主要通过增加靶细胞对胰岛素作用的敏感性而降低血糖。此类药物包括罗格列酮与吡格列酮。罗格列酮引起内皮细胞通透性增加，导致血浆容量增加及周围水肿。与胰岛素合用时，周围组织水肿会更加显著。外周水肿和血浆容量增加可诱发和加重心功能不全，所以不推荐用于有心衰症状的患者。

▌ 格列奈类药物

此类药为非磺脲类促胰岛素分泌剂。我国上市的有瑞格列奈、那格列奈和米格列奈。2017 年版"中国 2 型糖尿病防治指南"中将该类药物置于与二甲双胍联合使用的二联或三联治疗方案中。本类药物主要通过刺激胰岛素的早期分泌降低餐后血糖，具有吸收快、起效快和作用时间短的特点。此类药应在主餐前服用（即餐前服用），迅速吸收，在口服本品 30分钟内就会出现胰岛素分泌效应。可与二甲双胍并用，二者协同功效比各自单独使用时更能有效控制血糖。服用瑞格列奈或那格列奈有可能发生低血糖，通常较轻微，给予含淀粉类的食物较易纠正。与其他药物合用可能会增加低血糖发生的危险性。

▌ α - 糖苷酶抑制剂

国内上市的 α - 糖苷酶抑制剂有阿卡波糖、伏格列波糖和米格列醇。2017 年版"中国 2 型糖尿病防治指南"中将该类药物放在单药治疗备选或与二甲双胍联合使用的二联、三联治疗方案中。α-糖苷酶抑制剂的结构类似寡糖（假寡糖），能通过竞争性结合 α-葡萄糖苷酶上的碳水化合物结合位点，使碳水化合物不能水解为单糖，阻止其被吸收而降低餐后血糖。其 α-糖苷酶抑制作用是可逆的。α-糖苷酶抑制剂的降糖效果在一定剂量范围内呈剂量依赖性，适用于以碳水化合物为主要食物组成和餐后血糖升高的患者。α-糖苷酶抑制剂可以单独使用或与磺脲类、二甲双胍或者胰岛素联用。阿卡波糖片应在开始进餐时口服，可在吃每餐第一口饭时嚼服药片。

不良反应是腹胀、排气增加、腹痛，偶有腹泻等。这些不良反应是由于未吸收的 α-糖苷酶抑制剂在小肠中发酵引起，可以缓慢增加剂量，使患者逐渐适应胃肠道不适。单独服用本类药物通常不会发生低血糖，并可降低反应性低血糖的风险。

二肽基肽酶-4 抑制剂

2010 年以后，国内外逐渐上市的二肽基肽酶-4（dipeptidyl peptidase-4，DPP-4）抑制剂有西格列汀、维格列汀、沙格列汀、利格列汀及阿格列汀。DPP-4 抑制剂类能抑制 DPP-4 酶，防止内源性释放的肠促胰素水解，可延长活性肠促胰素的葡萄糖调节作用。这类药物的有效性及安全性较好，在糖尿病治疗药物中受到广泛关注。低血糖发生率低。

钠葡萄糖共转运蛋白 2 抑制剂

目前在我国被批准临床使用的钠葡萄糖共转运蛋白 2（sodium-dependent glucose transporters 2，SGLT2）抑制剂有达格列净、恩格列净和卡格列净。这类药物能促进尿葡萄糖排泄，从而达到降低血液循环中葡萄糖水平的作用。这类药可与盐酸二甲双胍和磺脲类药物联合使用，在饮食和运动的基础上改善 2 型糖尿病患者的血糖控制。SGLT2 抑制剂与其他口服降糖药物相比，其降糖疗效与二甲双胍相当。

任何口服降糖药单独使用均不能使血糖得到永久的控制。因此，随着糖尿病病程的进展，对外源性的血糖控制手段的依赖性逐渐增大。血糖的有效控制往往需要多种口服降糖药物联合治疗，或口服药物与注射剂（如胰高血糖素样肽 -1 受体激动剂、胰岛素注射液）联合治疗。

（纪立伟）